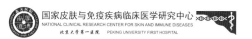

国家皮肤与免疫疾病临床医学研究中心
NATIONAL CLINICAL RESEARCH CENTER FOR SKIN AND IMMUNE DISEASES
北京大学第一医院 PEKING UNIVERSITY FIRST HOSPITAL

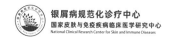

银屑病规范化诊疗中心
国家皮肤与免疫疾病临床医学研究中心
National Clinical Research Center for Skin and Immune Diseases

# 中国银屑病诊疗现状

# 蓝皮书

## 2023

主 编 李 航 李若瑜 王明悦 汪 旸

U0197288

北京大学医学出版社

ZHONGGUO YINXIEBING ZHENLIAO XIANZHUANG LANPISHU 2023

**图书在版编目（CIP）数据**

中国银屑病诊疗现状蓝皮书 . 2023 / 李航等主编 .
—北京：北京大学医学出版社，2024.5
　　ISBN 978-7-5659-3147-5

　　Ⅰ. ①中… 　Ⅱ. ①李… 　Ⅲ. ①银屑病－诊疗－研究报告－中国－2023 　Ⅳ. ① R758.63

中国国家版本馆 CIP 数据核字（2024）第 095540 号

**中国银屑病诊疗现状蓝皮书 2023**

主　　编：李　航　李若瑜　王明悦　汪　旸
出版发行：北京大学医学出版社
地　　址：（100191）北京市海淀区学院路 38 号　北京大学医学部院内
电　　话：发行部 010-82802230；图书邮购 010-82802495
网　　址：http://www.pumpress.com.cn
E-mail：booksale@bjmu.edu.cn
印　　刷：北京信彩瑞禾印刷厂
经　　销：新华书店
责任编辑：高　瑾　　责任校对：靳新强　　责任印制：李　啸
开　　本：787 mm×1092 mm　1/16　　印张：9.75　　字数：248 千字
版　　次：2024 年 5 月第 1 版　2024 年 5 月第 1 次印刷
书　　号：ISBN 978-7-5659-3147-5
定　　价：82.00 元

版权所有，违者必究
（凡属质量问题请与本社发行部联系退换）

# 编委会

## 主 编

李 航　李若瑜　王明悦　汪 旸

## 副主编

王晓雯　杨之辉　王文慧　周 城　冉梦龙

## 编 者 （以姓氏汉语拼音为序）

陈 翔　段逸群　高兴华　顾 恒　顾 军　蒋 献

李 斌　李福秋　李恒进　栗玉珍　陆前进　史玉玲

孙良丹　孙 青　陶 娟　涂 平　王 刚　徐金华

杨 斌　于 波　张春雷　张福仁　张建中　郑 捷

郑 敏

# 序 言

银屑病是一种遗传与环境共同作用诱发的免疫介导的慢性、复发性、炎症性、系统性疾病[1]，皮损在全生命周期顽固性发生发展，对患者的身体健康和社会心理产生极大危害[2]。银屑病不仅会增加诸多合并症的患病风险，如心血管疾病、糖尿病、代谢综合征、精神心理疾病等，还与炎症性肠病、牙周炎等炎症性疾病相关，严重影响患者的疾病管理和治疗选择[3-4]。目前，我国有 700 多万人罹患银屑病[5]。因银屑病尚无法治愈，患者需长期治疗以获得良好的病情控制，故银屑病诊疗水平的提高和规范化诊疗流程的建立显得尤为重要。

党的十九届五中全会从党和国家事业发展全局的高度，提出 2035 年建成"健康中国"的远景目标，对"十四五"时期全面推进健康中国建设、实施积极应对人口老龄化国家战略做出明确部署。党的二十大再次强调，推进健康中国建设，把保障人民健康放在优先发展的战略位置，完善人民健康促进政策。以"健康中国"为导向，聚焦重点人群，动员全社会参与，切实加强对影响国民健康的重大和长远卫生问题的有效干预，构筑"健康中国"牢固防线，努力促进基础医疗服务均等化，为人民提供全方位、全周期健康服务。

为贯彻"十四五"规划的战略部署，银屑病规范化诊疗中心于 2020 年正式成立，近 3 年来始终着力于银屑病患者全方位、全周期的健康保障，改善银屑病诊疗基础条件，大力培养银屑病专病人才队伍，大规模开展真实世界诊疗数据采集并进行深入分析，以全方位展示中国银屑病诊疗现状，推动银屑病规范化治疗落地，提高我国银屑病诊疗水平。"专病医联体""区域医联体""质控联盟"等建设相继启动，使银屑病规范化诊疗实现里程碑式跨越。

2020 年，《中国银屑病诊疗现状蓝皮书》的出版，引起了业内外广泛关注，在一定程度上提高了我国银屑病的诊疗水平，推动了我国银屑病及相关疾病管理规范化诊疗流程的建立。时隔 3 年，希望《中国银屑病诊疗现状蓝皮书》的再版，可以进一步聚集全国力量，密切合作，共同携手，认真观察，科学评估，深入打造银屑病规范化诊疗体系，推动诊疗均质化，使中国患者获得更多的治疗选择和更优化的疾病管理体验，增进民生福祉，提高人民生活品质，助力"健康中国"建设。

朱学骏

2023.12

## 参考文献

［1］中华医学会皮肤性病学分会银屑病专业委员会 . 中国银屑病诊疗指南（2023 版）［J］. 中华皮肤科杂志，2023，56（7）：573-625.

［2］Bewley A，Van De Kerkhof P. Engaging psoriasis patients in adherence and outcomes to topical treatments：A summary from the Symposium 'Tailoring topical psoriasis treatments to patients' needs and expectations' of the 30th EADV Congress 2021［J］. J Eur Acad Dermatol Venereol，2023，37 Suppl 1.

［3］Pina Vegas L，Penso L，Claudepierre P，et al. Long-term persistence of first-line biologics for patients with psoriasis and psoriatic arthritis in the French Health Insurance Database［J］. JAMA Dermatol，2022，158（5）：513-522.

［4］Maurelli M，Gisondi P，Girolomoni G. Tailored biological treatment for patients with moderate-to-severe psoriasis［J］. Expert Rev Clin Immunol，2023，19（1）：37-43.

［5］中华医学会，中华医学会杂志社，中华医学会皮肤性病学分会，等 . 银屑病基层诊疗指南（2022 年）［J］. 中华全科医师杂志，2022，21（8）：705-714.

# 前　言

　　银屑病影响全球 1%～5% 的人口，已被世界卫生组织（WHO）确认为具有重大负面经济影响的严重非传染性疾病[1]。我国银屑病患者数量庞大，估算在 700 万例以上。流行病学调查显示，1984 年我国银屑病患病率为 0.123%，2008 年 6 省市患病率为 0.47%，2017 年西南 4 省市患病率为 0.5%，患病率总体呈现上升趋势。银屑病可发生于任何年龄，大部分在 40 岁之前发病[2]。银屑病除皮肤症状外，常合并其他系统性疾病，如心血管疾病、代谢性疾病、精神心理疾病、慢性肾脏疾病、自身免疫性疾病，从而增加医疗成本和社会负担[3]。与其他皮肤病相比，银屑病与精神心理疾病关系更密切，84% 的银屑病患者有精神心理疾病，成人银屑病患者抑郁、焦虑和自杀的患病率分别为 21%、21% 和 0.77%，这些皮损之外的精神危害越来越受到关注[4]。然而，我国银屑病整体诊疗水平有待提高，诊疗流程规范化尚待进一步落地。"快速强效清除皮损"是我国患者最关注的治疗需求，大部分患者对当前治疗效果不甚满意，目前治疗多以外用药物和传统药物为主，新型高效药物的使用率较低，亟须提升银屑病诊疗水平，助力实现人民健康目标，惠及更多患者。

　　为全方位、全周期保障人民健康，国家皮肤与免疫疾病临床医学研究中心（依托单位：北京大学第一医院）于 2020 年 8 月启动第一个全国性协作项目——建设银屑病规范化诊疗中心暨银屑病诊治真实世界大数据采集平台。该项目旨在通过制定并实施银屑病规范化管理制度和措施，建立临床真实世界大数据平台，从而加强银屑病及相关疾病的规范化管理，推动我国银屑病诊疗基础设施建设、人才培养、数据化管理、临床研究水平的整体发展。项目一经启动就得到全国各地同道们的积极响应，截至 2023 年 7 月共有 446 家医院参与项目，录入银屑病患者数据 121 178 例，参与医院及录入患者数持续性增长。近 3 年来，在银屑病规范化诊疗中心各单位的共同努力下，中心建设全面推进，启动"专病医联体""区域医联体"项目；提升质控，搭建三级质控体系；以银屑病诊治真实世界大数据采集平台为基础，开展回顾性 / 前瞻性科研，取得了一些阶段性的成果。截至 2024 年 3 月，共 27 家参与单位利用银屑病诊治真实世界大数据采集平台进行研究并发表文章，其中被 SCI 收录的文章 5 篇、发表于中文期刊的文章 7 篇。2021 年 5 月正式启动"专病医联体"建设项目，搭建标准化的银屑病诊疗流程和诊室，规范患者管理，升级银屑病慢病管理体系，探讨诊疗新方法，培养专科人才，建立诊疗绿色通道，帮助患者获得及时、规范的诊疗。2022 年 2 月，在不断扩大中心影响的前提下，中心在 15 个省成立质控联盟，通过三级质控方案，有序稳步推进质控工作，提升了数据录入质量和临床诊疗能力，引领了高质量科研和高品质医疗，对于银屑病规范化诊疗中心的发展意义重大。2022 年 4 月正式启动"区域医联体"建设工作，基于区域特殊性进行特色发展，深入落实区域资源共享和下沉指导意见，进一步加强全国各医疗机构的联动建设，提升项目各成员单位专病诊疗实力，形成银屑病规范化诊疗的专病协作网络，推动实现银屑病诊疗质量同质化。"区域医联体"建设对于推动若干区域内各级医疗卫生机构由"以治病为中心"向"以人民健康为中心"转变、改善公共卫生和居民健康具有深远意义。2023 年，中心将继续扩大联盟建设，持续深化并贯彻质控指标，不断推动采集高质量银屑病真实世界诊疗大数据。

在国家重点研发计划项目"银屑病诊疗路径规范与应用模式研究"（2023YFC2508100）的支持下，《中国银屑病诊疗现状蓝皮书》（简称《蓝皮书》）再版。本版《蓝皮书》主要包含以下 6 部分内容：银屑病诊治进展、银屑病规范化诊疗中心真实世界临床大数据初步成果展示、银屑病规范化诊疗中心发展阶段性成果总结、银屑病规范化诊疗中心落地及银屑病专病门诊成功案例展示、中国银屑病诊治发展方向展望、基于银屑病规范化诊疗中心真实世界临床数据库已发表文章的文章简介。其中真实世界数据成果，描绘了我国银屑病患者人口学、行为学、遗传学、临床表现、生活质量、治疗现状等特征，全面展示了我国银屑病患者临床诊疗现状。本书可为政府机构制定相关健康保障政策提供参考，为各级医疗机构提高银屑病诊疗水平提供依据，为广大医务工作者尤其是银屑病专业方向的临床医生提供中国真实世界临床数据，并面向公众开展银屑病诊疗知识的普及教育，提高公众对银屑病的认知和健康意识。本《蓝皮书》旨在推动中国银屑病诊疗规范化落地，鼓励开展银屑病真实世界研究，促进我国银屑病诊疗和科研水平与国际接轨，最终惠及更多的中国患者。

在本《蓝皮书》再版之际，我们衷心感谢各级领导和各位专家同道的指导与支持。未来基于银屑病规范化诊疗中心建设和临床大数据平台的发展，《蓝皮书》

的内容将持续增补、更新。在银屑病规范化诊疗中心各单位的协同努力下，我们坚信《中国银屑病诊疗现状蓝皮书》将为"健康中国"建设贡献更大力量。

李　航

2023 年 12 月

## 参考文献

［1］Vegas L P，Claudepierre P. Trajectories of comorbidities in patients with psoriasis：a question to be answered［J］. Br J Dermatol，2023，188（3）：314-315.

［2］中华医学会，中华医学会杂志社，中华医学会皮肤性病学分会，等 . 银屑病基层诊疗指南（2022 年）［J］. 中华全科医师杂志，2022，21（8）：705-714.

［3］Jiang Y，Chen Y，Yu Q，et al. Biologic and small-molecule therapies for moderate-to-severe psoriasis：focus on psoriasis comorbidities［J］. BioDrugs，2023，37（1）：35-55.

［4］Liu L，Lin N-X，Yu Y-T，et al. Epidemiology of mental health comorbidity in patients with psoriasis：An analysis of trends from 1986 to 2019［J］. Psychiatry Res，2023，321：115078.

# C ONTENTS 目录

CHAPTER

1

## 银屑病诊治进展

## 1.1 银屑病的流行病学现状与患者未被满足的需求

近年来，随着国内外学者对银屑病发病机制研究逐渐深入和检验技术不断完善，银屑病的诊断率较之前大幅度提升。流行病学调查显示[1-2]，银屑病全球患病率从 1990 年的 0.7% 增加至 2017 年的 0.9%，男女性别患病率基本相同（图1-1，图 1-2），2017 年中国银屑病现患病例总数为 8 664 952 例（95%CI 8 349 872～8 990 150），较 1990 年的现患病例总数［4 451 434 例（95%CI 4 301 728～4 611 115）］几乎翻了一番（1.95 倍）。2019 年全球每 10 万人中银屑病患者人数高达 503.62 人，其中欧洲最多，为 1177.47/10 万（95%UI 486.92～519.22），非洲最少，为 250.00/10 万（95%UI 241.40～258.29）[3]。此外，研究提示银屑病与心血管疾病、精神健康、2 型糖尿病及卒中等疾病的发生关系密切[1-2]。

"快速清除皮损"是银屑病的一大治疗目标和难点，也是患者最迫切的治疗需求，是其回归正常生活的必要基础。2016 年 WHO 发布的《银屑病全球报告》指出，银屑病患者最需要的是迅速见效、减少复发、长效持久。2018 年发布的

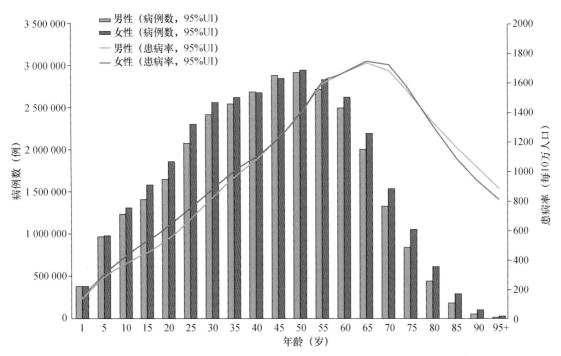

**图 1-1　2017 年全球银屑病病例数和患病率的性别年龄分布[1]**

注：UI 为不确定区间

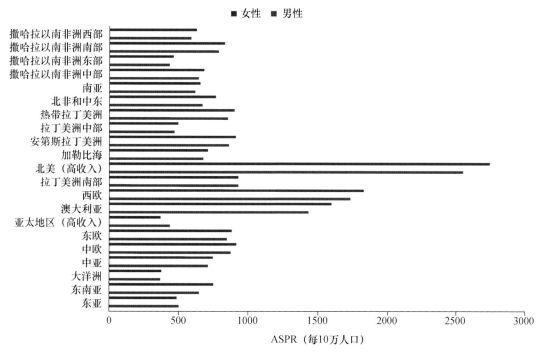

**图 1-2　2017 年按性别和地理区域划分的银屑病年龄标准化患病率（ASPR）**[1]

注：年龄标准化患病率（ASPR）表示为每 10 万人中患该病的人数及其 95%UI 的估计值

《中国银屑病疾病负担和患者生存质量调研报告》（以下简称《调研报告》）显示，超过 1/3 患者最关注的是快速修复皮肤，希望早期高效控制病情、缓解症状，对"完全"和"快速"的疗效均有较高要求[4]。然而，传统方式治疗银屑病目标难度巨大，往往无法满足患者对"快速清除皮损"的需求。

## 1.2 银屑病发病机制研究进展

银屑病是一种免疫介导的慢性、复发性、炎症性和系统性疾病，主要表现为局限或广泛分布的鳞屑性红斑或斑块，可合并关节损害及其他系统性疾病[5-6]。银屑病的病因和发病机制目前尚无定论，现多认为是由遗传和环境（如感染、精神紧张、吸烟、酗酒、创伤、药物反应等）共同作用诱发机体免疫紊乱的结果。异常活化的 T 细胞在表皮或真皮层浸润为银屑病的重要病理生理特征，提示免疫系统参与该病的发生发展过程[7]。

银屑病的免疫发病机制是一系列复杂的炎症级联反应，其中 T 细胞分化失衡是导致免疫亢进的关键[8]。效应性 T 细胞（Teff）和调节性 T 细胞（Treg）是初始 $CD4^+T$ 细胞活化后增殖分化的两种 T 细胞亚群，Teff 诱导并放大促炎反应，

Treg 发挥免疫抑制功能，二者相互制约，维持机体内环境免疫稳态，Teff/Treg 的失衡将导致自身免疫性疾病的发生，尤其是 17 型辅助性 T 细胞（Th17）/Treg 免疫炎症致病轴，在驱动银屑病发生发展中起到核心作用[9]。银屑病最初由角质形成细胞（KC）、黑色素细胞、树突状细胞（DC）、自然杀伤 T 细胞（NKT）、巨噬细胞（MC）等触发固有免疫反应，释放自身核苷酸和抗菌肽，识别并结合浆细胞样树突状细胞（pDC）上 Toll 样受体，促进 pDC 的活化并释放干扰素 - α（IFN-α），使髓样树突状细胞（mDC）成熟，mDC 释放干扰素 - γ（IFN-γ）、肿瘤坏死因子 - α（TNF-α）、转化生长因子 - β（TGF-β）、白介素 -23（IL-23）、白介素 -6（IL-6）、白介素 -12（IL-12）等细胞因子，促进初始 $CD4^+T$ 细胞增殖分化为 1 型辅助性 T 细胞（Th1）、Th17、Treg 等。IL-23 是 Th17 生长所需的细胞因子，有助于 Th17 增殖分化和稳定性。Th17 是 Teff 的一种，可分泌白介素 -17（IL-17）、白介素 -22（IL-22）、TNF-α、IFN-γ 等特异性炎性细胞因子，介导适应性免疫反应，刺激 KC 过度增殖和异常分化或关节滑膜细胞的炎症反应，诱导血管扩张增生和大量炎症细胞浸润，形成皮肤炎症微环境，并协同激活 KC 进一步释放抗菌肽、细胞因子和趋化因子，放大并加剧银屑病局部慢性炎性病变过程[10]（表 1-1，图 1-3）。

表 1-1　相关细胞因子在银屑病中的作用[10]

| 相关细胞因子 | 在银屑病中的作用 |
| --- | --- |
| IL-23 | 1. IL-23 通过与表达于记忆 T 细胞、NK 细胞、中性粒细胞、肥大细胞、巨噬细胞和先天淋巴样细胞（ILC）的受体——白介素 -23 受体（IL-23R）结合，激活其中的信号转导和转录激活因子 3（STAT3）通路。<br>2. IL-23 是 Th17 存活的主要因素，控制着角化细胞增殖的关键细胞因子白介素 -17A（IL-17A）、白介素 -17F（IL-17F）、IL-22、白介素 -21（IL-21）的表达，增加巨噬细胞中 TNF-α 和 IL-23R 的表达。 |
| IL-17 | 1. IL-17A 具有显著的生物学和炎症活性，被认为是银屑病免疫发病的相关因素。<br>2. IL-17 与白介素 -17 受体（IL-17R）结合后，通过 CCAAT/ 增强子结合蛋白的转录被激活，作用于内皮细胞、成纤维细胞，尤其是角质形成细胞，刺激其增殖，产生抗菌肽（AMP）和促炎细胞因子。 |
| IL-22 | IL-22 是白介素 -20（IL-20）家族的一员，在 IL-23 的影响下由 22 型辅助性 T 细胞（Th22）和 Th17 产生，主要作用于角质形成细胞。在银屑病中，除了与 IL-17 和 TNF-α 的促炎协同作用外，还与 IFN-α 相互作用，增强其受体白介素 -22 受体（IL-22R）在角质形成细胞上的表达。 |

续表

| 相关细胞因子 | 在银屑病中的作用 |
|---|---|
| TNF-α | 1. TNF-α 的关键作用是刺激 DC 产生 IL-23，这被认为是一种先于 IL-23/IL-17 轴的细胞因子。<br>2. 抗 TNF-α 药物被称为银屑病生物治疗的先驱，其作用是通过损害 DC 和 T 淋巴细胞的相互作用，即阻止 IL-23 的合成，因此，其临床疗效主要与抑制 IL-23/Th17 轴有关。 |
| IFN-γ | 1. IFN-γ 由 Th1 和 NK 细胞产生，通过激活 DC，刺激角质形成细胞释放黏附分子，促进 T 淋巴细胞进入炎性斑块达到其效果。<br>2. IFN-γ 是银屑病早期的一种重要细胞因子，对疾病的维持没有重大作用，对其直接阻断并不能实现病灶的戒断。 |
| IFN-α | 1. IFN-α 被认为是银屑病的引发因子，因为它介导了 mDC 的成熟和激活，并随之释放 IL-12、白介素 -15（IL-15）、白介素 -18（IL-18）和 IL-23。<br>2. 大量 IFN-α 聚集产生是急性银屑病的特征，特别是红皮病型银屑病。 |

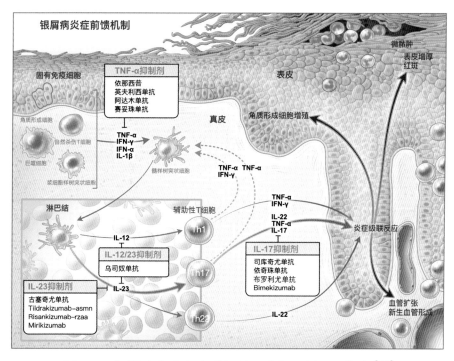

图 1-3　银屑病发病免疫学机制及生物制剂作用靶点[11]

## 1.3 银屑病的治疗进展

### 1.3.1 银屑病的物理、外用及传统系统治疗

银屑病的传统治疗方法主要包括物理治疗、外用治疗和传统系统治疗。物理

治疗主要指紫外线治疗（光疗），主要包括窄谱中波紫外线（NB-UVB）、光化学疗法（PUVA）、308 nm 光和长波紫外线 1（UVA1）等。外用治疗适用于绝大多数患者，常用外用药物有润肤剂、糖皮质激素、维生素 D3 衍生物、维 A 酸类药、钙调磷酸酶抑制剂、本维莫德、复方制剂、抗人白介素 -8 鼠单抗乳膏、角质促成剂和角质松解剂等。传统系统治疗药物主要有口服甲氨蝶呤、环孢素、维 A 酸类、糖皮质激素等。然而，需要认识到银屑病传统治疗疗效有限，治疗达标率低，患者依从性较差，存在严重的不良反应，无法满足患者"快速清除皮损"的需求。2018 年《调研报告》结果显示，我国银屑病治疗方式仍以传统方式为主，使用最多的是外用药物治疗，其次是物理治疗和中医中药治疗等，进行过生物制剂治疗和心理治疗的患者占比都相对较低，62% 的患者表示对目前的治疗方案不满意[4]。近年来，生物制剂在银屑病治疗中的应用愈发广泛，靶标精准、起效迅速、皮损清除率高、安全性相对良好，已成为中重度、难治性和特殊类型银屑病的重要治疗手段[12]。

## 1.3.2 银屑病的生物制剂治疗

### 1.3.2.1 银屑病的治疗目标和达标治疗

随着生物制剂不断深入研发和广泛应用于临床，银屑病领域实现一大突破性进展，即疗效的改善，并由此实现治疗目标质的飞跃[13]。2010 年《欧洲中重度银屑病治疗目标共识》提出"皮损完全清除"为银屑病治疗的最终目标，然而基于当时医疗水平和现状确定将银屑病 PASI 75（银屑病皮损面积与严重程度指数评分较基线降低 75%）作为中重度银屑病治疗成功目标[14]。2015 年《欧洲银屑病系统治疗 S3 指南》指出，新型生物制剂临床研究应答率高达 90%，即 PASI 90（银屑病皮损面积与严重程度指数评分较基线降低 90%），使治疗目标的提升成为可能[15]。2017—2023 年，诸多生物制剂临床试验完满落幕，临床疗效得到证实，意大利[16]、英国[17]、德国[18-19]、法国[20]、美国[13]、欧洲[21]等相继更新指南，我国也发布了《中国银屑病诊疗指南（2023 版）》（以下简称 2023 年版《指南》）[22]和《银屑病基层诊疗指南（2022 年）》（以下简称《基层指南》），已完全采用与国际接轨的治疗目标，明确提出银屑病新的治疗目标在于实现症状和皮损的完全清除或几乎完全清除，即没有银屑病的皮肤症状和体征［PASI 100（银屑病皮损面积与严重程度指数评分较基线降低 100%）或 PASI 90]，包括四个方面内容：①控制及稳定病情，减缓疾病发展进程，抑制皮损加重及瘙痒等；②避免疾病复发及加重，减少药物近期与远期不良反应；③控制与银屑病相关的并发症，减少共病发生；④改善患者生理、心理、社会功能，提高生活质量。治疗目标的升级说明银屑病的治疗效果已经可以实现"皮损完全清除"。

达标治疗（T2T）是一种慢病管理理念，是针对患者病情在一定时间内达到一个定义明确的治疗目标而制定的策略。达标治疗的实施过程包括清晰的目标设定以及干预过程中及时动态地调整方案，使患者达到疾病缓解或低疾病活动度状态[23]。达标治疗策略需要考虑不同维度的治疗结果，制定长期管理目标，并且定期评估治疗目标[23]。目前 T2T 理念已广泛应用于糖尿病、高血压、高脂血症、类风湿关节炎、炎症性肠病等[24]。银屑病 T2T 理念起始于 2011 年《欧洲中重度银屑病治疗目标共识》[14]，随着治疗目标逐渐接近并达到"皮损完全清除"，银屑病 T2T 理念逐渐成熟。基于研究证据的持续更新，2020 年比利时[25]、英国[26]等国家分别对银屑病 T2T 理念进行深入探讨。2021 年《意大利中重度银屑病达标治疗共识》（以下简称《意大利共识》）提出更综合立体的 T2T 理念，包括四个方面内容：①临床缓解：3～4 个月达到 PASI 90 或银屑病皮损面积与严重程度指数（PASI）绝对值≤3，如未达到应更换治疗方案；②改善患者生活质量：3～4 个月内达到皮肤病生活质量指数（DLQI）≤3，未达标需更换治疗方案；③缓解系统性炎症：可能是预防或延迟炎症共病的关键；④安全性：和疗效同等重要[27]。2023 年 3 月，为最大程度实现银屑病综合治疗目标、保障用药安全、推进慢病管理工作和提高银屑病患者生物制剂治疗达标率，我国根据国内外最新共识及指南、研究数据和临床经验，组织银屑病领域专家讨论并制定了《银屑病生物制剂达标治疗专家共识》[23]，重点描述了银屑病生物制剂达标治疗的实施方法、评估时间、治疗监测和方案调整四个方面的内容，弥补我国该领域空白，完善银屑病全面管理目标，为临床提供有效参考。银屑病 T2T 理念的不断完善，使"评估-治疗-监测-调整"贯穿疾病管理动态全过程，对改善银屑病患者临床结局具有重大意义。

### 1.3.2.2 生物制剂的种类以及在全球和中国上市的情况

生物制剂即免疫生物制剂，是通过现代生物技术制备研发、具有明确靶向性的单克隆抗体或抗体融合蛋白类生物大分子药物，可直接精准靶向疾病核心通路，阻止炎性反应、改善炎症状态、抑制病情进展，在类风湿关节炎、强直性脊柱炎、系统性红斑狼疮等免疫介导疾病中多有应用[28]。2004 年，肿瘤坏死因子 -α（TNF-α）抑制剂依那西普是首个获得美国食品药品监督管理局（FDA）和欧盟欧洲药品管理局（EMA）批准上市用于银屑病治疗的生物制剂，由此进入银屑病治疗新纪元，新型生物制剂自此蓬勃发展起来。随着炎症级联瀑布更下游靶点的发现，生物制剂不断迭代，应用领域不断拓展，TNF-α 抑制剂（依那西普、英夫利西单抗、阿达木单抗、培塞利珠单抗）、IL-12/23 抑制剂（乌司奴单抗）、IL-23 抑制剂（古塞奇尤单抗、替拉珠单抗、瑞莎珠单抗）、IL-17 抑制剂（司库奇尤单抗、依奇珠单抗、布罗利尤单抗、Bimekizumab）、白介素 -36 受体（IL-36R）抑制剂（佩索利单抗）先后上市（表 1-2）。2013 年我国第一种用于银屑病治疗的生物制剂英夫利西单抗上市，截至 2023 年 5 月，已有 10 种生物制剂相继获批在中国上市。值得关注的是，IL-17A 作为银屑病核心致病因子，对其阻断实现了直击炎症通路下游，实践证明不仅 IL-17A 抑制剂确实获得非常好的疗效，而且司库奇尤单抗（IL-17A 抑制剂）CLEAR 研究首次将 PASI 90 作为主要终点，带来了治疗目标变革，引领 "高清除率" 时代，开创银屑病生物制剂白介素元年，并推动国内外指南修订，提升了生物制剂的治疗地位。故此 IL-17A 抑制剂也成为银屑病治疗第二代生物制剂最早被中国医保覆盖的药物，令人欣喜的是银屑病治疗新药在中国的上市时间与国际上市时间间隔不断缩短，从原先约 10 年缩短至 3 个月。未来还将有更多以 IL-23 抑制剂和 IL-17 抑制剂为主的新型生物制剂进入中国市场，将极大丰富我国银屑病生物治疗药物的选择，满足患者的治疗需求。皮损完全清除为银屑病患者带来更多获益，生物制剂的不断涌现使皮损清除效果不断提升，为银屑病的治疗带来新的机遇，推动 PASI 90/100 成为银屑病可行的治疗目标，银屑病临床诊疗逐渐进入精准靶向新时代。

2022 年 12 月 14 日国家药品监督管理局（CFDA）通过优先审评审批程序批准佩索利单抗注射液上市，用于治疗成人泛发性脓疱型银屑病的急性发作，佩索利单抗的上市与全球同步研发、同步注册、同步获批（仅晚于美国获批 3 个月），真正实现零时差惠及中国患者。

表 1-2　截至 2023 年 5 月银屑病生物制剂的上市情况

| 类型 | 作用靶点 | 代表药物 | 获批年份 | | |
| --- | --- | --- | --- | --- | --- |
| | | | 美国 FDA | 欧盟 EMA | 中国 CFDA |
| TNF-α 抑制剂 | TNF-α | 依那西普 | 2004 | 2004 | 2017 |
| | | 英夫利西单抗 | 2006 | 2005 | 2013 |
| | | 阿达木单抗 | 2008 | 2007 | 2017 |
| | | 培塞利珠单抗 | 2008 | 2009 | / |
| IL-12/23 抑制剂 | IL-12/23 | 乌司奴单抗 | 2009 | 2009 | 2019 |
| IL-23 抑制剂 | IL-23p19 | 古塞奇尤单抗 | 2017 | 2017 | 2019 |
| | | 替拉珠单抗 | 2018 | 2018 | 2023 |
| | | 瑞莎珠单抗 | 2019 | 2022 | / |
| IL-17 抑制剂 | IL-17A | 司库奇尤单抗 | 2015 | 2015 | 2019 |
| | | 依奇珠单抗 | 2016 | 2016 | 2019 |
| | IL-17RA | 布罗利尤单抗 | 2016 | 2016 | 2020 |
| | IL-17A/F | Bimekizumab | / | 2021 | / |
| IL-36R 抑制剂 | IL-36R | 佩索利单抗 | 2022 | 2021 | 2022 |

### 1.3.2.3 生物制剂在指南中的地位

2005 年《英国皮肤科医师协会生物制剂治疗指南》发布时，生物制剂临床实践时间尚短，指南对其仅做谨慎推荐[29]。随着生物制剂高质量循证证据的积累，欧美各国逐步加强指南中对生物制剂的推荐力度，但在很长时间内生物制剂仍是传统治疗不满意或有禁忌时的备用选择。

CLEAR 研究是首个采用 PASI 90/100 作为主要结局指标的临床研究，该试验比较了司库奇尤单抗和乌司奴单抗治疗中重度银屑病患者的疗效，16 周后，司库奇尤单抗和乌司奴单抗的 PASI 90 和 PASI 100 应答率分别为 79%、44% 和 58%、28%[30]。基于高质量临床研究下生物制剂表现出的优异皮损清除率和良好安全性数据，2018 年德国 S3 指南[19]强烈推荐以司库奇尤单抗为代表的生物制剂用于中重度银屑病的一线治疗，标志着生物制剂可作为中重度银屑病患者的治疗首选。

生物制剂在治疗银屑病方面较传统治疗表现出较好的疗效和安全性，因其靶点明确、治疗机制精准、皮损清除率高、安全性相对良好，其治疗地位获得高度认可，在银屑病中的治疗时机也大大前移[11]。2020 年发布的《欧洲寻常型银屑病系统治疗指南》[21]被认为是当前质量和可信度最高的临床实践指南[31]，其中生物制剂被推荐为中重度银屑病的一线治疗药物（图 1-4）。我国最新发布的

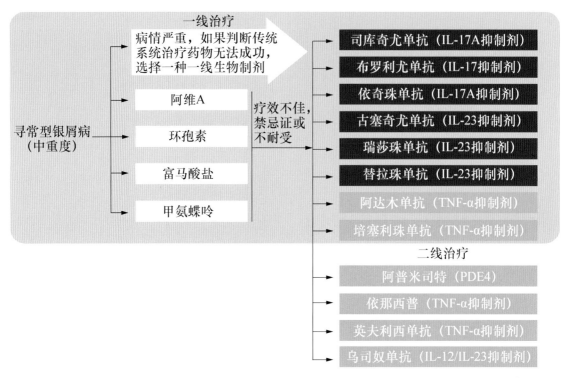

**图 1-4　2020 年《欧洲寻常型银屑病系统治疗指南》推荐生物制剂作为一线治疗**[21]

注：IL，白介素；TNF-α，肿瘤坏死因子 - α；PDE4，磷酸二酯酶 4

2023 年版《指南》及《银屑病生物制剂达标治疗专家共识》，提升了生物制剂的治疗地位，进一步规范了生物制剂的使用。

生物制剂的发展使其使用规范日趋成熟，意大利[16]、英国[17]、德国[18-19]、法国[20]、美国[13]、欧洲[21]等指南均详细阐述生物制剂的使用规范，包括适应证、使用方法、不良反应、治疗选择、疗效评估、维持与停药时机、治疗前筛查、治疗随访监测等，以及妊娠期、哺乳期、儿童、乙型肝炎病毒感染、结核、恶性肿瘤等特殊人群的应用标准。

### 1.3.2.4 不同生物制剂的靶点及特点

相较于传统治疗，生物制剂是更为靶向精准的治疗手段。伴随着人们对银屑病发病机制研究的不断深入，生物制剂的研发高速发展并取得巨大成功，以最小的副作用达成"快速清除皮损"及"皮损完全清除"的目标，并为实现疗效的长期维持提供可能（表 1-3）。

表 1-3  生物制剂作用靶点

| 类型 | 作用靶点 | 代表药物 |
|---|---|---|
| TNF-α 抑制剂 | TNF-α | 依那西普<br>英夫利西单抗<br>阿达木单抗<br>培塞利珠单抗 |
| IL-12/23 抑制剂 | IL-12/23 | 乌司奴单抗 |
| IL-23 抑制剂 | IL-23p19 | 古塞奇尤单抗<br>替拉珠单抗<br>瑞莎珠单抗 |
| IL-17 抑制剂 | IL-17A | 司库奇尤单抗<br>依奇珠单抗 |
| | IL-17RA | 布罗利尤单抗 |
| | IL-17A/F | Bimekizumab |
| IL-36R 抑制剂 | IL-36R | 佩索利单抗 |

## 1.3.2.5 生物制剂的适用人群及启动时机

目前国内外指南建议可以将生物制剂作为中重度斑块型银屑病的一线治疗，我国 2023 年版《指南》指出中重度斑块型银屑病可直接启动生物制剂治疗，同时强调生物制剂可作为银屑病慢病管理的维持治疗手段。目前已有大量基础和临床研究证明，早期启用生物制剂可带来近期疗效和远期获益，既往轻度、中度、重度的银屑病严重程度分类可能导致银屑病治疗不足的情况，考虑到银屑病病情严重程度评估的复杂性，国际银屑病理事会于 2019 年提出了"二分法"指导银屑病的治疗，包括局部治疗和系统治疗两类。系统治疗者至少需满足下列标准之一：①皮损占体表面积（BSA）＞10%；②疾病累及特殊部位（包括头皮、掌跖、生殖器和甲）；③局部治疗失败。因此，建议根据银屑病严重程度结合"二分法"来实施银屑病的初始治疗选择，对银屑病进行早期积极干预，或可预防或延缓银屑病共病的发展。2023 年我国《银屑病生物制剂达标治疗专家共识》提出可考虑启用生物制剂治疗银屑病的条件（表 1-4）。建议根据银屑病严重程度结合"二分法"来实施银屑病的初始治疗选择，对银屑病进行早期积极干预，同时银屑病的治疗应遵循规范、安全和个体化的原则[23]。

表 1-4　考虑启用生物制剂治疗银屑病的条件

| 条件（满足以下任何 1 项） |
| --- |
| （1）中重度斑块型银屑病（BSA≥3%、PASI≥3 分或 DLQI≥6 分） |
| （2）疾病累及特殊部位（包括头皮、掌跖、生殖器和甲），影响患者生活质量（如 DLQI≥6 分） |
| （3）传统系统治疗或光疗（单药治疗或联合治疗）疗效不佳、不耐受或有禁忌证 |
| （4）传统系统治疗或光疗停止治疗后快速复发或需要采用高剂量传统系统药物治疗（可能出现不良反应风险高） |
| （5）中重度银屑病伴共病且接受生物制剂治疗可能获益 |

## 1.3.3 银屑病小分子药物治疗

目前研发中的药物主要靶点集中于磷酸二酯酶 4（PDE4）、Janus 激酶（JAK）1～3 以及酪氨酸激酶 2（TYK2）等分子，部分产品已经或接近上市。小分子靶向药物靶点和作用机制不同，治疗银屑病的疗效和安全性有较大的差异，也存在发生不良反应甚至严重不良反应的风险。因此，用药前应仔细阅读产品说明书了解需要进行的筛查项目及可能发生的不良反应与应对办法[22]。

PDE4 是一种主要存在于免疫细胞中的代谢酶，可将底物环磷酸腺苷水解为单磷酸腺苷，促进 IFN-γ、TNF-α、IL-12、IL-23 等多种与银屑病相关的炎症介质的产生。PDE4 抑制剂可通过阻止环磷酸腺苷（cAMP）水解减少炎症介质释放并促进 IL-10 等抑炎因子的生成[32-33]。2014 年美国 FDA 批准用于治疗中重度斑块型银屑病及关节型银屑病（又称银屑病关节炎，PsA），2021 年 12 月美国 FDA 追加批准其用于治疗轻中重度斑块型银屑病。2021 年 8 月我国批准其用于治疗中重度斑块型银屑病。该药对于轻中度肾功能不全、轻中重度肝功能不全及老年患者无须调整剂量。国外 3 项临床研究数据显示[33-34]，口服阿普米司特 16 周，患者 PASI 75 应答率分别为 28.8%、33.1% 以及 39.8%，其中 1 项研究观察到 52 周 PASI 75 应答率为 61%。在 PASI 50、医生总体评估（PGA）0/1 应答、BSA 变化、瘙痒视觉模拟量表评分变化、DLQI 变化等方面均显著优于安慰剂组。阿普米司特最常见的不良反应为腹泻、恶心，大部分为轻中度，最常发生在阿普米司特治疗的前 2 周，且多可于 1 个月内缓解。

JAK 家族成员包括 JAK1、JAK2、JAK3 和 TYK2，JAK 抑制剂可通过抑制 JAK-STAT 信号通路阻断银屑病发病机制中促炎因子的产生。托法替布（tofacitinib）为口服 JAK1 和 JAK3 抑制剂，对 JAK2 和 TYK2 也有一定抑制效果，美国 FDA

分别于 2012 年和 2017 年批准用于类风湿关节炎和 PsA 治疗，我国仅批准了类风湿关节炎适应证。国外两项Ⅲ期研究显示[35]，托法替布 5 mg 每日 2 次治疗银屑病 16 周时达到 PASI 75 的比例为 39.9% 和 46.0%；使用 10 mg 每日 2 次的患者 16 周时达到 PASI 75 以及医生总体评估（PGA）0/1 的比例分别为 59.2% 和 59.6%。乌帕替尼（upadacitinib）为口服选择性 JAK1 抑制剂，2021 年 12 月获美国 FDA 批准用于治疗成人活动性 PsA，2022 年 4 月在我国获批用于治疗成人活动性 PsA，推荐剂量为 15 mg 每日 1 次。传统抗风湿药应答不佳患者口服乌帕替尼 12 周，美国风湿病学会（ACR）20/50/70 应答率分别达到 70.6%、37.5% 和 15.6%；生物制剂应答不佳患者口服乌帕替尼 12 周，ACR 20/50/70 应答率分别为 56.9%、31.8% 和 8.5%[36-37]。

TYK2 是属于 JAK 家族的一种细胞内激酶，主要介导 IL-23、IL-12 和Ⅰ型干扰素（IFN）驱动的应答。IL-23、IL-17 和Ⅰ型 IFN 在银屑病发生的促炎信号通路中起重要作用。Deucravacitinib 是口服选择性 TYK2 变构抑制剂，选择性结合 TYK2 的调控结构域，使 TYK2 失活并阻止受体介导的下游信号转导，2022 年 9 月获美国 FDA 批准用于治疗成人中重度斑块型银屑病。国外两项Ⅲ期研究结果显示，接受 Deucravacitinib 6 mg 每日 1 次治疗的患者 16 周达到 PASI 75 比例分别为 58.7% 和 53.6%，静态医生总体评估（sPGA）0/1 比例分别为 53.6% 和 50.3%，16 周后疗效持续升高[38]。

### 1.3.4 银屑病的共病管理

银屑病共病是指除皮肤症状外，患者常合并关节损害及其他系统性疾病，如心血管疾病、代谢性疾病、肝肾疾病、自身免疫性疾病、心理疾病等，以上同样属于慢病管理范畴，严重影响患者身心健康，降低生活质量，甚至威胁生命，增加社会和经济负担，亟需早期筛查、早期干预。银屑病可累及全身多器官、多系统，共同的遗传背景、重叠的慢性炎症过程及异常的免疫调节机制可能是银屑病共病发生的基础。目前，心脏代谢共病（如心血管疾病、高血压、糖尿病、肥胖）、精神心理共病（如焦虑症、抑郁症）、免疫共病（如炎症性肠病、葡萄膜炎）及其他某些共病（如阿尔茨海默病、慢性肾病、牙周炎）已得到流行病学证实[39]。大约 1/3 患者银屑病复杂化而发展为关节病型银屑病，导致关节僵硬、疼痛和肿胀，多数关节病型银屑病患者的关节症状继发于皮损后出现[40]。

《2019 美国心脏病学会 / 美国心脏协会（ACC/AHA）心血管疾病一级预防指南》明确将银屑病列为心血管疾病风险增强因素之一，可显著增加心血管疾病的发病率和死亡率[41]。WHO 在 2016 年发布的《银屑病全球报告》中倡导关注银屑病及其共病管理，使患者获益更多。2022 年第 31 届欧洲皮肤病与性病学会年会（EADV）就银屑病共病进行深入探讨，提出除关注银屑病皮损外，还应注重共病的筛查。与此同时，国外已发布多部针对银屑病共病的诊治指南，详细阐述银屑病共病管理，如《2012EADV 临床实践指南：银屑病患者共病的综合疗法》[42]、《皮肤外银屑病：关于中至重度银屑病患者银屑病关节炎和常见合并症管理的专家组共识》[43]、《2018 美国风湿病学会 / 国家银屑病基金会（ACR/NPF）指南：银屑病关节炎的治疗》[44]、《2019 美国皮肤病学会 / 国家银屑病基金会（AAD/NPF）指南：银屑病伴意识和注意力合并症的管理的治疗》[45]、《银屑病和银屑病关节炎研究与评估小组（GRAPPA）：2021 年银屑病关节炎的最新治疗建议》[46]等。

临床医生和患者必须认识到，银屑病共病风险可能随着银屑病严重程度和持续时间的增加而增加，在银屑病未得到充分治疗的当下，共病管理观念亟待提升。积极主动管理好银屑病是预防银屑病共病的重要机会窗，以心血管疾病、关节病变为代表的银屑病共病管理应当引起重视，兼顾银屑病和共病的治疗，以期达到最大综合获益。银屑病关节炎表现为受累关节肿胀、疼痛、功能运动受限，甚者可致畸致残，严重影响生活质量。然而，目前多数关节症状继发于皮损后出现，同时由于关节损害的隐匿性，其病变可轻可重，与皮损严重程度无直接相关性，生物制剂虽能显著延缓关节病变进展，但仍无法完全消除其风险，因此强调对银屑病关节炎的早期筛查、正确评估，临床不能仅凭皮损严重程度判断是否存在关节共病可能[47-48]。此外，针对银屑病不同程度的心理问题，应积极开展健康宣教和特定心理行为干预，实施心理疏导，必要时咨询相关专业医师，改善患者心理，预防复发。因此，丰富银屑病共病管理，强调皮损清除不是唯一的目的，寻求皮肤科、影像科、心血管科、风湿科、心理科等多学科协作联合诊疗，加强人才队伍建设，是构建银屑病高效科学诊疗体系的重要条件。基于共同的发病基础，早期消除全身炎症或成为共病防治的关键，生物制剂靶向治疗银屑病全身炎症相关损害和并发症，使延缓共病进展、改善长期结局，甚至逆转损伤成为可能[49]。

2023 年，我国发布的《中国银屑病诊疗指南（2023 版）》丰富和完善了银屑病的共病概念，将"银屑病共病"脱离"银屑病的分型"部分，对其进行单独重点阐述，并首次提出"银屑病共病诊疗模式"，强调定期筛查、构建共病评估和管理体系、预防共病宣教和提倡多学科协作共病诊疗，根据患者共病的病种，为其制订个体化综合治疗方案。目前已发布《中国关节病型银屑病诊疗共识（2020）》，表明我国正逐步加强对银屑病共病的关注，但尚缺乏系统性指导，期待未来能进一步完善对其管理和治疗，为患者提供全方位、全周期的健康保障。

### 1.3.5 银屑病的复发

银屑病治疗的一个关键挑战是，在病变消退及停止治疗后，如何预防其再次复发。一般认为获得相对于基线的最大 PASI 评分改善率降低＞50% 即为复发[50]。银屑病的复发被认为是更严重的、更广泛的发作，甚至可以改变疾病亚型，从轻型向严重型转变[51]。银屑病复发频率高，影响其复发因素繁多，精神压力、外界环境、生活方式、外伤、感染、不规范用药等均为影响其复发的相关因素[52]。与银屑病复发相关的机制，主要包括免疫平衡、免疫记忆、免疫防御等。Th17/Treg 失衡是银屑病发病及进展的关键因素。另外，值得关注的是，银屑病复发时倾向于在原有皮损消退部位优先复发，提示可能存在免疫记忆受累[53]。在已缓解的皮损中残留的 T 细胞群可能是引起本病复发的致病性细胞，即组织常驻记忆性 T 细胞（TRM）[54]。当 TRM 被自体或共生、衍生的抗原激活时，可以重新启动炎症级联反应并产生新的或复发的银屑病皮肤病变[55]。β - 防御素 2（HBD-2）在银屑病皮损处的表达增加也提示免疫防御在银屑病炎症反应中发挥重要作用[56]。因此，加强对银屑病患者的健康教育，提高其用药依从性和自我管理能力，保持乐观轻松心态，改变不良生活方式，尽可能避免上述诱发因素，严格进行减停药评估，坚持随访和监测，强化银屑病规范化管理，有助于预防银屑病的复发。

近年来，国际银屑病诊疗领域进展日新月异，新型药物涌现，治疗效果跃升，治疗目标更新，治疗理念革新，为银屑病患者带来了新的曙光；我国银屑病诊疗正在迎头赶上，但仍需不断提升银屑病管理模式以适应时代变革。因此，银屑病规范化诊疗落地和实施十分必要且迫在眉睫，这将有助于整体推动中国银屑病诊疗水平与世界接轨，并走出具有中国特色的道路。本书力图为银屑病规范化诊疗提供参考方案，期待与广大同仁共同推动中国银屑病诊疗不断进步。

## 参考文献

［1］Mehrmal S, Uppal P, Nedley N, et al. The global, regional, and national burden of psoriasis in 195 countries and territories, 1990 to 2017: A systematic analysis from the Global Burden of Disease Study 2017［J］. J Am Acad Dermatol, 2021, 84（1）：46-52.

［2］李慧贤，胡丽，郑焱，等.基于全球疾病负担（GBD）大数据的中国银屑病流行病学负担分析［J］.中国皮肤性病学杂志，2021，35（4）：386-392.

［3］Cao F, Liu Y-C, Ni Q-Y, et al. Temporal trends in the prevalence of autoimmune diseases from 1990 to 2019［J］. Autoimmun Rev, 2023, 22（8）：103359.

［4］陈小兰，郑丽英，张昊，等.银屑病患者疾病负担和生存质量调查：基于网络的问卷调查［J］.中华皮肤科杂志，2019，52（11）：791-795.

［5］中华医学会，中华医学会杂志社，中华医学会皮肤性病学分会，等.银屑病基层诊疗指南（2022年）［J］.中华全科医师杂志，2022，21（8）：705-714.

［6］Kim S H, Oh J, Roh W S, et al. Pellino-1 promotes intrinsic activation of skin-resident IL-17A-producing T cells in psoriasis［J］. J Allergy Clin Immunol, 2023, 151（5）：1317.

［7］Tashior T, Sawada Y. Psoriasis and systemic inflammatory disorders［J］. Int J Mol Sci, 2022, 23（8）：4457.

［8］Pietraforte I, Frasca L. Autoreactive T-cells in psoriasis: are they spoiled Tregs and can therapies restore their functions？［J］. Int J Mol Sci, 2023, 24（5）：4348.

［9］Astier A L, Kofler D M. Editorial: dysregulation of Th17 and Treg cells in autoimmune diseases［J］. Front Immunol, 2023, 14：1151836.

［10］Van De Kerkhof P C. From empirical to pathogenesis-based treatments for psoriasis［J］. J Invest Dermatol, 2022, 142（7）：1778-1785.

［11］Bu J, Ding R, Zhou L, et al. Epidemiology of psoriasis and comorbid diseases: a narrative review［J］. Front Immunol, 2022, 13：880201.

［12］白彦萍.生物制剂时代银屑病的中西医结合治疗［C］// 中国中西医结合学会.2023全国中西医结合皮肤性病学术会议论文汇编.DOI：10.26914/c.cnkihy.2023.009346.

［13］Menter A, Strober B E, Kaplan D H, et al. Joint AAD-NPF guidelines of care for the management and treatment of psoriasis with biologics［J］. J Am Acad Dermatol, 2019, 80（4）：1029-1072.

［14］Mrowietz U, Kragballe K, Reich K, et al. Definition of treatment goals for moderate to severe psoriasis: a European consensus［J］. Arch Dermatol Res, 2011, 303（1）：1-10.

［15］Nast A, Gisondi P, Ormerod A D, et al. European S3-Guidelines on the systemic treatment of psoriasis vulgaris—Update 2015—Short version—EDF in cooperation with EADV and IPC［J］. J Eur Acad Dermatol Venereol, 2015, 29（12）：2277-2294.

［16］Gisondi P, Altomare G, Ayala F, et al. Italian guidelines on the systemic treatments of moderate-to-severe plaque psoriasis［J］. J Eur Acad Dermatol Venereol, 2017, 31（5）：774-790.

［17］Smith C H, Yiu Z Z N, Bale T, et al. British Association of Dermatologists Guidelines for biologic therapy for psoriasis 2020: a rapid update［J］. Br J Dermatol, 2020, 183（4）：628-637.

［18］Nast A, Altenburg A, Augustin M, et al. German S3-Guideline on the treatment of psoriasis vulgaris, adapted from EuroGuiDerm-Part 1: treatment goals and treatment recommendations［J］. J Dtsch Dermatol Ges, 2021, 19（6）：934-950.

［19］Nast A，Amelunxen L，Augustin M，et al. S3 Guideline for the treatment of psoriasis vulgaris，update-short version part 1-systemic treatment［J］. J Dtsch Dermatol Ges，2018，16（5）：645-669.

［20］Amatore F，Villani A P，Tauber M，et al. French Guidelines on the use of systemic treatments for moderate-to-severe psoriasis in adults［J］. J Eur Acad Dermatol Venereol，2019，33（3）：464-483.

［21］Nast A，Smith C，Spuls P I，et al. EuroGuiDerm Guideline on the systemic treatment of psoriasis vulgaris-Part 1：treatment and monitoring recommendations［J］. J Eur Acad Dermatol Venereol，2020，34（11）：2461-2498.

［22］中华医学会皮肤性病学分会银屑病专业委员会. 中国银屑病诊疗指南（2023版）［J］. 中华皮肤科杂志，2023，56（7）：573-625.

［23］中华医学会皮肤性病学分会银屑病专业委员会. 银屑病生物制剂达标治疗专家共识［J］. 中华皮肤科杂志，2023，56（3）：191-203.

［24］Smith E M D，Aggarwal A，Ainsworth J，et al. Towards development of treat to target（T2T）in childhood-onset systemic lupus erythematosus：PReS-endorsed overarching principles and points-to-consider from an international task force［J］. Ann Rheum Dis，2023，82（6）：788-798.

［25］Grine L，De La Brassinne M，Ghislain P D，et al. A Belgian consensus on the definition of a treat-to-target outcome set in psoriasis management［J］. J Eur Acad Dermatol Venereol，2020，34（4）：676-684.

［26］Mahil S K，Wilson N，Dand N，et al. Psoriasis treat to target：defining outcomes in psoriasis using data from a real-world，population-based cohort study（the British Association of Dermatologists Biologics and Immunomodulators Register，BADBIR）［J］. Br J Dermatol，2020，182（5）：1158-1166.

［27］Gisondi P，Talamonti M，Chiricozzi A，et al. Treat-to-Target approach for the management of patients with moderate-to-severe plaque psoriasis：consensus recommendations［J］. Dermatol Ther（Heidelb），2021，11（1）：235-252.

［28］Singh R，Koppu S，Perche P O，et al. The cytokine mediated molecular pathophysiology of psoriasis and its clinical implications［J］. Int J Mol Sci，2021，22（23）：12793.

［29］Smith C H，Anstey A V，Barker J N W N，et al. British Association of Dermatologists Guidelines for use of biological interventions in psoriasis 2005［J］. Br J Dermatol，2005，153（3）：486-497.

［30］Blauvelt A，Reich K，Tsai T-F，et al. Secukinumab is superior to ustekinumab in clearing skin of subjects with moderate-to-severe plaque psoriasis up to 1 year：results from the CLEAR study［J］. J Am Acad Dermatol，2017，76（1）：60-69，e9.

［31］Yen H，Huang C-H，Huang I H，et al. Systematic review and critical appraisal of psoriasis clinical practice guidelines：a Global Guidelines in Dermatology Mapping Project（GUIDEMAP）［J］. Br J Dermatol，2022，187（2）：178-187.

［32］Papp K，Reich K，Leonardi C L，et al. Apremilast，an oral phosphodiesterase 4（PDE4）inhibitor，in patients with moderate to severe plaque psoriasis：Results of a phase III，randomized，controlled trial（Efficacy and Safety Trial Evaluating the Effects of Apremilast in Psoriasis［ESTEEM］1）［J］. J Am Acad Dermatol，2015，73（1）：37-49.

［33］Reich K，Gooderham M，Green L，et al. The efficacy and safety of apremilast，etanercept and placebo in patients with moderate-to-severe plaque psoriasis：52-week results from a phase IIIb，randomized，placebo-controlled trial（LIBERATE）［J］. J Eur Acad Dermatol Venereol，

2017, 31（3）：507-517.

［34］Paul C，Cather J，Gooderham M，et al. Efficacy and safety of apremilast，an oral phosphodiesterase 4 inhibitor，in patients with moderate-to-severe plaque psoriasis over 52 weeks：a phase III，randomized controlled trial（ESTEEM 2）［J］. Br J Dermatol，2015，173（6）：1387-1399.

［35］PappK A，Menter M A，Abe M，et al. Tofacitinib，an oral Janus kinase inhibitor，for the treatment of chronic plaque psoriasis：results from two randomized，placebo-controlled，phase III trials［J］. Br J Dermatol，2015，173（4）：949-961.

［36］McInnes IB，Anderson J K，Magrey M，et al. Trial of upadacitinib and adalimumab for psoriatic arthritis［J］. N Engl J Med，2021，384（13）：1227-1239.

［37］Mease P J，Lertratanakul A，Anderson JK，et al. Upadacitinib for psoriatic arthritis refractory to biologics：SELECT-PsA 2［J］. Ann Rheum Dis，2021，80（3）：312-320.

［38］Armstrong A W，Gooderham M，Warren R B，et al. Deucravacitinib versus placebo and apremilast in moderate to severe plaque psoriasis：Efficacy and safety results from the 52-week，randomized，double-blinded，placebo-controlled phase 3 POETYK PSO-1 trial［J］. J Am Acad Dermatol，2023，88（1）：29-39.

［39］Zhao S S，Bellou E，Verstappen S M M，et al. Association between psoriatic disease and lifestyle factors and comorbidities：cross-sectional analysis and Mendelian randomization［J］. Rheumatology（Oxford），2023，62（3）：1272-1285.

［40］Walter K. Psoriasis［J］. JAMA，2022，327（19）：1936.

［41］Terui H，Asano Y. Biologics for reducing cardiovascular risk in psoriasis patients［J］. J Clin Med，2023，12（3）：1162.

［42］Daudén E，Castañeda S，Suárez C，et al. Clinical practice guideline for an integrated approach to comorbidity in patients with psoriasis［J］. J Eur Acad Dermatol Venereol，2013，27（11）：1387-1404.

［43］Strohal R，Kirby B，Puig L，et al. Psoriasis beyond the skin：an expert group consensus on the management of psoriatic arthritis and common co-morbidities in patients with moderate-to-severe psoriasis［J］. J Eur Acad Dermatol Venereol，2014，28（12）：1661-1669.

［44］Singh J A，Guyatt G，Ogdie A，et al. Special Article：2018 American College of Rheumatology/National Psoriasis Foundation Guideline for the treatment of psoriatic arthritis［J］. Arthritis Rheumatol，2019，71（1）：5-32.

［45］Elmets C A，Leonardi C L，Davis D M R，et al. Joint AAD-NPF Guidelines of care for the management and treatment of psoriasis with awareness and attention to comorbidities. J Am Acad Dermatol，2019，80（4）：1073-1113.

［46］Coates L C，Soriano E R，Corp N，et al. Group for Research and Assessment of Psoriasis and Psoriatic Arthritis（GRAPPA）：updated treatment recommendations for psoriatic arthritis 2021［J］. Nat Rev Rheumatol，2022，18（8）：465-479.

［47］Gisondi P，Bellinato F，Targher G，et al. Biological disease-modifying antirheumatic drugs may mitigate the risk of psoriatic arthritis in patients with chronic plaque psoriasis［J］. Ann Rheum Dis，2022，81（1）：68-73.

［48］Megna M，Ocampo-Garza S S，Potestio L，et al. New-onset psoriatic arthritis under biologics in psoriasis patients：an increasing challenge？［J］. Biomedicines，2021，9（10）：1482.

［49］Jiang Y，Chen Y，Yu Q，et al. Biologic and small-molecule therapies for moderate-to-severe psoriasis：focus on psoriasis comorbidities［J］. BioDrugs，2023，37（1）：35-55.

［50］Chiu H-Y，Hui R C-Y，Tsai T-F，et al. Predictors of time to relapse following ustekinumab withdrawal in patients with psoriasis who had responded to therapy：An 8-year multicenter study［J］. J Am Acad Dermatol，2023，88（1）：71-78.

［51］伊美慧，邱莹. 银屑病复发相关的免疫学研究进展［J］. 皮肤性病诊疗学杂志，2019，26（1）：53-56.

［52］刘晓涵，晋红中. 银屑病复发的危险因素及机制［J］. 协和医学杂志，2022，13（2）：308-314.

［53］Liu N，Qin H，Cai Y，et al. Dynamic trafficking patterns of IL-17-producing $\gamma\delta$ T cells are linked to the recurrence of skin inflammation in psoriasis-like dermatitis［J］. EBioMedicine，2022，82：104136.

［54］Tokura Y，Phadungsaksawasdi P，Kurihara K，et al. Pathophysiology of skin resident memory T cells［J］. Front Immunol，2020，11：618897.

［55］Li L，Liu P，Chen C，et al. Advancements in the characterization of tissue resident memory T cells in skin disease［J］. Clin Immunol，2022，245：109183.

［56］Boonpethkaew S，Meephansan J，Jumlongpim O，et al. Transcriptomic profiling of peripheral edge of lesions to elucidate the pathogenesis of psoriasis vulgaris［J］. Int J Mol Sci，2022，23（9）：4983.

CHAPTER

2

# 银屑病规范化诊疗中心真实世界临床大数据初步成果展示

## 样本来源及数据清理情况

本研究为基于医院的研究（hospital-based study），而非基于全人群的调研，故无法得出人群整体患病情况。本研究基于国家皮肤与免疫疾病临床医学研究中心与中国医药教育协会共同主办的银屑病规范化诊疗中心真实世界大数据平台，截至 2023 年 12 月底，共纳入来自全国 31 个省市自治区 446 家医院的 121 178 例患者。数据采集时，数据库根据患者唯一 ID 进行查重。

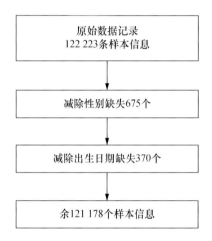

根据临床现状，对样本数据从年龄和疾病严重程度（PASI 评分）两个维度进行分层分析。

（一）年龄维度分 5 个年龄段进行统计：

1. 0～6 岁

2. 7～18 岁

3. 19～44 岁

4. 45～60 岁

5. 61 岁及以上

（二）本次统计数据范围为 2020 年 8 月—2023 年 7 月，因此分为 3 个年度进行统计：

1. 2020—2021 年（2020 年 8 月—2021 年 7 月）

2. 2021—2022 年（2021 年 8 月—2022 年 7 月）

3. 2022—2023 年（2022 年 8 月—2023 年 7 月）

（三）疾病严重程度（PASI评分）维度分三段进行统计：

1. 轻度（＜3分）

2. 中度（3～＜10分）

3. 重度（≥10分）

本章节后续内容为表格呈现简洁，上述PASI分级方法，不再赘述。

## 2.1 中国银屑病患者人口学特征

### 2.1.1 地理分布

本次分析纳入的121 178例银屑病患者来自全国31个省市自治区（西藏自治区除外），其中有6个省市纳入的银屑病患者人数在6000例以上：河南省（15 622例），山东省（9817例），广东省（9663例），黑龙江省（6924例），四川省（6692例），北京市（6133例）。有4个省纳入的银屑病患者人数在1000例以下：甘肃省（849例），贵州省（645例），海南省（343例），青海省（294例）。

### 2.1.2 人群分布

全部121 178例银屑病患者中，男性78 347例（占比为64.65%），女性42 831例（占比为35.35%），年龄中位数为39岁（四分位间距：30～53岁）。男女患者的年龄分布规律相似。

年龄构成方面，银屑病最多见于19～44岁这个年龄段（占比为52.74%），其次分别是45～60岁（占比为28.02%）、61岁及以上（占比为12.85%）和7～18岁（占比为5.93%），而0～6岁（占比为0.46%）患者最少。结合后续病程和发病年龄分析，本研究结果符合"本病青壮年高发"的特征。但也需要承认的是，未成年患者及老年患者占比低可能与这部分患者录入的配合度低、近3年来疫情限制有关。

根据年龄分层，所有男性患者（78 347例）中，19～60岁年龄段的患者（63 735例）占比为81.35%，所有女性患者（42 831例）中这一年龄段患者（34 130例）占比则为79.69%。此外，在各年龄段构成中，0～6岁和7～18岁两个年龄段的女性患者占比较男性低，但相差不到12%，两者大致相当。而其他 3 个年龄段，男性患者占比基本都比女性高 30% 左右，考虑到本病长期、慢性的特点，推测在 19 岁前后这个阶段，男性的发病率可能大于女性（表 2-1）。

表 2-1　银屑病患者性别及年龄状态

|  | 0～6 岁 | 7～18 岁 | 19～44 岁 | 45～60 岁 | ≥61 岁 | 总体 |
|---|---|---|---|---|---|---|
| 男性人数<br>（百分比） | 284<br>（51.08%） | 4020<br>（55.97%） | 41 163<br>（64.41%） | 22 572<br>（66.47%） | 10 308<br>（66.18%） | 78 347<br>（64.65%） |
| 女性人数<br>（百分比） | 272<br>（48.92%） | 3162<br>（44.03%） | 22 742<br>（35.59%） | 11 388<br>（33.53%） | 5267<br>（33.82%） | 42 831<br>（35.35%） |
| 年龄均数 | 3.64 | 14.02 | 32.30 | 52.43 | 68.53 | 41.38 |
| 年龄标准差 | 2.38 | 3.29 | 6.70 | 4.45 | 6.13 | 16.06 |
| 年龄中位数 | 5 | 15 | 33 | 52 | 67 | 39 |
| 年龄四分位间距 | 1～6 | 11～17 | 27～38 | 49～56 | 64～72 | 30～53 |
| 年龄最小值至最大值 | 0～6 | 7～18 | 19～44 | 45～60 | 61～99 | 0～99 |
| 该年龄段人数 | 556 | 7182 | 63 905 | 33 960 | 15 575 | 121 178 |

从时间差角度，2020—2021 年入组的银屑病患者人数为 26 505 例，2021—2022 年的入组人数在此基础上翻了一倍（48 945 例），2022—2023 年入组患者人数与前一年基本持平（45 728 例），3 年间各年龄段患者分布基本一致，无显著变化。2020—2021 年就诊的患者中各年龄段男性比例普遍较高，在 2021 年之后，女性患者的比例有所上升（图 2-1）。

## 2.1.3 体重及体重指数（BMI）

对年龄 19 岁及以上患者进行 BMI 统计（BMI 在 15～40 kg/m$^2$ 判断为合理区间，超出范围则为异常值，做剔除处理），共计有 106 350 名患者纳入此项分析。整体患者的 BMI 均数为（24.09±3.63）kg/m$^2$，近半数患者 BMI 超出正常范围，其中超重和肥胖的患者分别有 34.82% 和 12.55%。男性患者的 BMI 均数略高于女性患者［（24.57±3.46）kg/m$^2$ vs.（23.20±3.77）kg/m$^2$］，男性超重（39.49%）及肥胖（14.13%）比例较女生（分别为 26.01% 和 9.55%）更高。

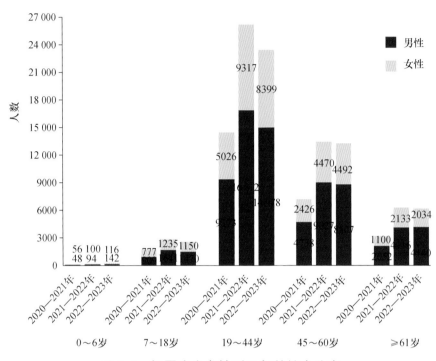

图 2-1 银屑病患者性别及年龄综合分布

在整体患者中，最高 BMI 均数见于 45～60 岁年龄段 [（24.44±3.13）kg/m²]，男性和女性患者的最高 BMI 均数也见于 45～60 岁年龄段，男性患者的 BMI 均数略高于女性患者 [（24.68±3.04）kg/m² vs.（23.94±3.27）kg/m²]。由于肥胖、代谢综合征与银屑病的关联性，临床上更应强调对超重及肥胖患者宣教减肥的重要性（表 2-2，图 2-2）。

### 2.1.4 工作状态（职业构成）

对 19 岁及以上患者进行了工作状态分析，共计有 105 199 名患者纳入此项分析。19～44 岁年龄段患者中 79.20% 拥有全职工作，这一比例在 45～60 岁年龄段下降到 64.28%。国家统计局 2022 年末全国城镇调查失业率为 5.5%，相较而言，本研究中≤60 岁年的成年人群中失业占比为 8.0%（7273/90 871），提示银屑病对患者就业以及劳动寿命可能存在一定程度的影响（表 2-3，图 2-3）。

表2-2 患者BMI状况（年龄19岁及以上）

| 年龄分层 | 总体 | | | 男性 | | | 女性 | | |
|---|---|---|---|---|---|---|---|---|---|
| | 19~44岁 | 45~60岁 | ≥61岁 | 19~44岁 | 45~60岁 | ≥61岁 | 19~44岁 | 45~60岁 | ≥61岁 |
| 均值±标准差 | 23.96±3.97 | 24.44±3.13 | 23.88±3.09 | 24.68±3.76 | 24.68±3.04 | 23.89±2.96 | 22.67±4.01 | 23.94±3.27 | 23.87±3.35 |
| 偏瘦（BMI<18.5 kg/m²） | 3132（5.28%） | 542（1.69%） | 472（3.17%） | 1036（2.71%） | 260（1.21%） | 268（2.71%） | 2096（9.93%） | 282（2.64%） | 204（4.07%） |
| 正常（BMI 18.5~23.9 kg/m²） | 29 880（50.35%） | 14 415（44.88%） | 7531（50.58%） | 16 806（43.95%） | 8867（41.38%） | 5019（50.79%） | 13 074（61.95%） | 5548（51.90%） | 2512（50.16%） |
| 超重（BMI 24~27.9 kg/m²） | 18 039（30.40%） | 13 406（41.74%） | 5588（37.53%） | 14 013（36.65%） | 9633（44.95%） | 3815（38.61%） | 4026（19.08%） | 3773（35.29%） | 1773（35.40%） |
| 肥胖（BMI≥28 kg/m²） | 8290（13.97%） | 3757（11.70%） | 1298（8.72%） | 6381（16.69%） | 2670（12.46%） | 779（7.88%） | 1909（9.05%） | 1087（10.17%） | 519（10.36%） |
| 总人数 | 59 341 | 32 120 | 14 889 | 38 236 | 21 430 | 9881 | 21 105 | 10 690 | 5008 |

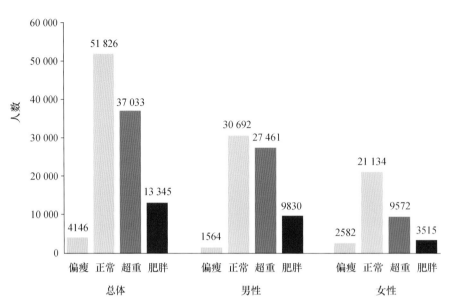

图 2-2　不同性别患者中的 BMI 状况（年龄 19 岁及以上）

表 2-3　患者工作状态 / 职业构成（年龄 19 岁以上）

| | 19～44 岁 | 45～60 岁 | ≥61 岁 | 总体 |
|---|---|---|---|---|
| 全职（每周≥35 小时） | 47 142（79.20%） | 20 153（64.28%） | 2469（17.23%） | 69 764（66.32%） |
| 兼职或按小时计算 | 3100（5.21%） | 2112（6.74%） | 451（3.15%） | 5663（5.38%） |
| 失业 | 4067（6.83%） | 3206（10.23%） | 334（2.33%） | 7607（7.23%） |
| 学生 | 5210（8.75%） | 0 | 0 | 5210（4.95%） |
| 退休 | 0 | 5881（18.76%） | 11 074（77.29%） | 16 955（16.12%） |
| 该年龄段人数 | 59 519 | 31 352 | 14 328 | 105 199 |

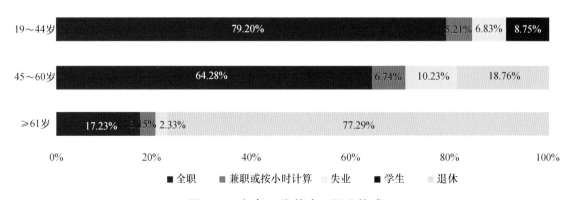

图 2-3　患者工作状态 / 职业构成

### 2.1.5 婚姻、学历、医疗保险

对 19 岁及以上患者进行了婚姻、学历、医疗保险状况分析。在 19 岁及以上年龄患者中，80.70% 患者已婚；绝大部分（97.25%）有医疗保险；初中及以下、高中和本科学历基本各占 1/3。根据国家统计局发布的《中国统计年鉴 2022》[1]，2021 年的抽样调查显示我国人口中本科及以上学历者占 8.4%（117 460/1 402 340），提示本大数据平台收录的银屑病患者的受教育程度明显高于平均水平。此外，在有医保的患者中，有城镇医保 *（即城镇职工基本医疗保险或城乡居民基本医疗保险）的患者构成达到 95.92%（98 251/102 427），这印证了我国医保政策对城镇地区银屑病患者的覆盖力度（表 2-4 至表 2-6，图 2-4）。

表 2-4　患者婚姻状况

| 填报人数 | 105 337 |
| --- | --- |
| 未婚 | 20 325（19.30%） |
| 已婚 | 85 012（80.70%） |

表 2-5　患者学历状况

| 填报人数 | 105 330 |
| --- | --- |
| 初中及以下 | 29 097（27.62%） |
| 高中 | 38 092（36.16%） |
| 本科 | 33 524（31.83%） |
| 未知 | 4617（4.38%） |

表 2-6　患者医疗保险状况

| 填报人数 | 105 328 |
| --- | --- |
| 城镇医保 * | 98 251（93.28%） |
| 其他医保 | 4176（3.96%） |
| 自费 | 2901（2.75%） |

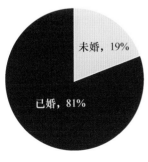

婚姻状况

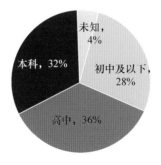

学历状况

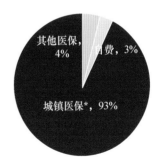

医疗保险状况

图 2-4　患者婚姻、学历、医疗保险状况（数值保留至个位）

## 2.2 中国银屑病患者临床特征

### 2.2.1 银屑病发病年龄

所有填报有效发病年龄/病程的患者中，其病程的中位时间为6年（IQR：1~13）。疾病严重程度越高，病程越长。轻度银屑病（PASI＜3分）患者中位病程为2年（IQR：0~9），中度（PASI 3~＜10分）和重度（PASI≥10分）银屑病患者中位病程分别为5年（IQR：1~13）和9年（IQR：3~17）。发病年龄与疾病严重程度之间无明显关联，不同疾病严重程度的患者发病年龄中位数均在30岁左右，好发年龄段在20~40岁之间（表2-7，图2-5）。

表2-7　患者病程及发病年龄状况

|  | 总体 | 轻度（PASI＜3分） | 中度（PASI 3~＜10分） | 重度（PASI≥10分） |
|---|---|---|---|---|
| 病程年限中位数 | 6 | 2 | 5 | 9 |
| 病程年限四分位间距 | 1~13 | 0~9 | 1~13 | 3~17 |
| 发病年龄中位数 | 30 | 30 | 30 | 30 |
| 发病年龄四分位间距 | 21~43 | 21~42 | 21~43 | 21~43 |
| 填报人数 | 113 848 | 26 870 | 41 670 | 42 043 |

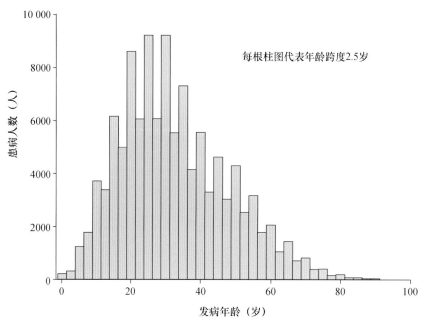

图2-5　患者发病年龄分布

### 2.2.2 银屑病家族史（遗传特征）

填报家族史的 114 411 例银屑病患者中，12.83% 有明确的家族史，这个比例显著低于西方国家报道的 30% 以上的患者有家族史。在临床中，很多患者表示，由于老一辈的就医条件差，无法判断其父母长辈是否患有银屑病，这可能一定程度上造成具有银屑病家族史的比例偏低的假象。而对于不同疾病严重程度的患者来说，疾病严重程度越高者具有明确家族史的比例越高。在疾病严重程度为中度（PASI 3～<10 分）和重度（PASI ≥ 10 分）患者中，具有明确家族史的比例分别为 12.58% 和 14.31%，显著高于疾病严重程度为轻度（PASI < 3 分）的患者（有家族史的比例为 10.37%），提示家族史为银屑病重症的危险因素之一。由于银屑病为遗传、环境等多因素导致的免疫性疾病，在银屑病相关的卫生宣教和临床工作中，应额外对具有家族史的患者加强患者教育，嘱其注意生活习惯、保持心情舒畅，避免加重银屑病的环境因素。银屑病患者家族史状况见表 2-8 和图 2-6。

表 2-8　银屑病患者家族史状况

| | 总体 | 轻度（PASI < 3 分） | 中度（PASI 3～<10 分） | 重度（PASI ≥ 10 分） |
|---|---|---|---|---|
| 有家族史 | 14 676（12.83%） | 2804（10.37%） | 5265（12.58%） | 6046（14.31%） |
| 无家族史 | 88 615（77.45%） | 22 008（81.41%） | 32 450（77.55%） | 31 737（75.14%） |
| 家族史不明 | 11 120（9.72%） | 2222（8.22%） | 4127（9.86%） | 4453（10.54%） |
| 填报人数 | 114 411 | 27 034 | 41 842 | 42 236 |

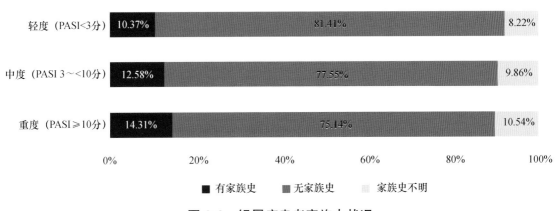

图 2-6　银屑病患者家族史状况

### 2.2.3 吸烟（个人习惯）

在 19 岁及以上患者中，不吸烟（含戒烟）的人数与吸烟人数之比约为 3：1。总体来看，吸烟人群中，男性远远多于女性：男性患者的吸烟人数占比达 35.66%；而女性患者的吸烟人数占比仅为 3.57%。对于不同疾病严重程度的患者来说，疾病严重程度越高者吸烟比例越高。在轻度（PASI ＜ 3 分）、中度（PASI 3～＜ 10 分）和重度（PASI ≥ 10 分）银屑病患者中，吸烟的比例分别为 19.62%、23.68%、27.69%，世界卫生组织 2016 年出版的《银屑病全球报告》中也明确提出戒烟是预防银屑病加重和复发的必要措施，可见对患者群体进行戒烟的健康宣教的重要性。银屑病患者吸烟状况见表 2-9 和图 2-7。

### 2.2.4 加重季节（环境因素）

从加重季节看，单季加重约占全部患者的 1/3，不同疾病严重程度患者加重季节分布情况大致相同。若仅考虑单季加重的患者，绝大多数（30 125 例）是在冬季加重。若考虑非单季加重的患者，则最多是在秋冬两季（13 280 例）加重，符合寒冷天气、干燥气候都可诱发或加重银屑病的认知。银屑病患者季节加重状况见表 2-10 和图 2-8。

## 2.3 中国银屑病患者疾病分型及严重程度分布

### 2.3.1 疾病分型

银屑病常见四种临床分型：寻常型（斑块或点滴型皮损为主），红皮病型，脓疱型（局限性或泛发性）和关节病型，其中大多数为斑块型。在填报有效分型信息的 113 956 例患者中，临床表现以斑块为主的寻常型占比最高（86.67%）；其次是以点滴为主的寻常型，占比 11.22%；关节病型占比 6.84%；脓疱型（局限性加泛发性，2.66%）和红皮病型（2.15%）患病率都比较低，符合"绝大部分银屑病患者的临床分型都是寻常型（斑块为主）"这一特点。

在寻常型银屑病的各年龄段患者中，斑块型（62.15%～88.26%）占比均远高于点滴型（7.31%～30.08%）。斑块型银屑病占比随年龄增长而提高，点滴型银屑病占比随年龄增长而下降，提示点滴型银屑病更多见于早发病例，尤以青少年为主。值得提出的是，本研究中斑块型银屑病占比（86.67%）略高于既往文献

表 2-9 银屑病患者吸烟状况

| | 总体 | | | 轻度（PASI<3分） | | | 中度（PASI 3~<10分） | | | 重度（PASI≥10分） | | |
|---|---|---|---|---|---|---|---|---|---|---|---|---|
| | 总合 | 男 | 女 | 总合 | 男 | 女 | 总合 | 男 | 女 | 总合 | 男 | 女 |
| 每日吸烟 | 22 730（21.58%） | 21 659（31.56%） | 1071（2.92%） | 4030（16.72%） | 3796（26.25%） | 234（2.43%） | 8045（21.04%） | 7607（31.34%） | 438（3.14%） | 9701（24.68%） | 9342（33.99%） | 359（3.03%） |
| 偶尔吸烟 | 3055（2.90%） | 2817（4.10%） | 238（0.65%） | 698（2.90%） | 640（4.43%） | 58（0.60%） | 1010（2.64%） | 913（3.76%） | 97（0.70%） | 1185（3.01%） | 1115（4.06%） | 70（0.59%） |
| 已戒烟 | 5541（5.26%） | 5223（7.61%） | 318（0.87%） | 978（4.06%） | 918（6.35%） | 60（0.62%） | 1854（4.85%） | 1740（7.17%） | 114（0.82%） | 2452（6.24%） | 2327（8.47%） | 125（1.06%） |
| 从不吸烟 | 73 993（70.26%） | 38 935（56.73%） | 35 058（95.56%） | 18 401（76.33%） | 9108（62.98%） | 9293（96.35%） | 27 322（71.47%） | 14 015（57.73%） | 13 307（95.35%） | 25 975（66.07%） | 14 698（53.48%） | 11 277（95.32%） |
| 填报人数 | 105 319 | 68 634 | 36 685 | 24 107 | 14 462 | 9645 | 38 231 | 24 275 | 13 956 | 39 313 | 27 482 | 11 831 |

注：吸烟的定义：一生中吸烟总量超过 100 支定义为吸烟，少于 100 支归为从不吸烟。

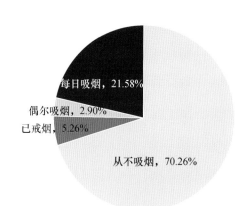

吸烟状况

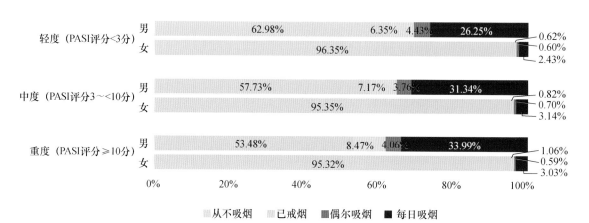

图 2-7　银屑病患者吸烟状况

表 2-10　银屑病患者季节加重状况

|  | 总体 | 轻度（PASI 评分 <3分） | 中度（PASI 评分 3~<10分） | 重度（PASI 评分 ≥10分） |
|---|---|---|---|---|
| 单季加重 | 42 423（37.69%） | 10 051（37.90%） | 15 775（38.46%） | 14 887（36.19%） |
| 非单季加重 | 70 136（62.31%） | 16 471（62.10%） | 25 241（61.54%） | 26 253（63.81%） |
| 填报人数 | 112 559 | 26 522 | 41 016 | 41 140 |
| 单季加重患者分析 | | | | |
| 春季 | 5262（12.40%） | 1308（13.01%） | 1935（12.27%） | 1802（12.10%） |
| 夏季 | 3851（9.08%） | 1117（11.11%） | 1412（8.95%） | 1090（7.32%） |
| 秋季 | 3185（7.51%） | 798（7.94%） | 1130（7.16%） | 1102（7.40%） |
| 冬季 | 30 125（71.01%） | 6828（67.93%） | 11 298（71.62%） | 10 893（73.17%） |
| 单季加重填报人数 | 42 423 | 10 051 | 15 775 | 14 887 |

续表

| | 总体 | 轻度（PASI 评分 <3分） | 中度（PASI 评分 3～<10分） | 重度（PASI 评分 ≥10分） |
|---|---|---|---|---|
| 非单季加重患者分析 | | | | |
| 两季 | 24 036（34.27%） | 4400（26.71%） | 8670（34.35%） | 10 086（38.42%） |
| 春季、夏季 | 873（3.63%） | 204（4.64%） | 295（3.40%） | 355（3.52%） |
| 春季、秋季 | 3250（13.52%） | 445（10.11%） | 1103（12.72%） | 1577（15.64%） |
| 春季、冬季 | 4957（20.62%） | 802（18.23%） | 1749（20.17%） | 2201（21.82%） |
| 夏季、秋季 | 808（3.36%） | 191（4.34%） | 259（2.99%） | 325（3.22%） |
| 夏季、冬季 | 868（3.61%） | 180（4.09%） | 309（3.56%） | 342（3.39%） |
| 秋季、冬季 | 13 280（55.25%） | 2578（58.59%） | 4955（57.15%） | 5286（52.41%） |
| 三季 | 2970（4.23%） | 385（2.34%） | 989（3.92%） | 1517（5.78%） |
| 春季、夏季、秋季 | 227（7.64%） | 48（12.47%） | 83（8.39%） | 92（6.06%） |
| 春季、夏季、冬季 | 153（5.15%） | 17（4.42%） | 50（5.06%） | 82（5.41%） |
| 春季、秋季、冬季 | 2141（72.09%） | 255（66.23%） | 730（73.81%） | 1099（72.45%） |
| 夏季、秋季、冬季 | 449（15.12%） | 65（16.88%） | 126（12.74%） | 244（16.08%） |
| 全年 | 518（0.74%） | 70（0.42%） | 140（0.55%） | 271（1.03%） |
| 换季 | 4461（6.36%） | 875（5.31%） | 1723（6.83%） | 1751（6.67%） |
| 无规律 | 38 151（54.40%） | 10 741（65.21%） | 13 719（54.35%） | 12 628（48.10%） |
| 非单季加重填报人数 | 70 136 | 16 471 | 25 241 | 26 253 |

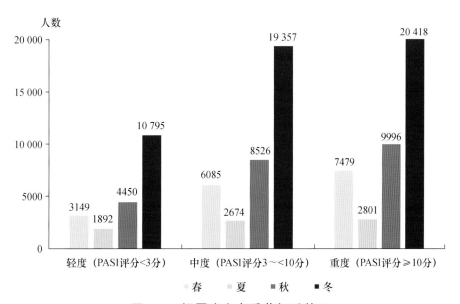

图 2-8　银屑病患者季节加重状况

报道（约80%）[2]，这可能与各诊疗中心更关注斑块型银屑病的录入与慢病管理有关。此外，部分中心更关注于生物制剂在银屑病患者中的使用疗效，而目前国内生物制剂主要批准应用于斑块型银屑病患者中，这也导致本研究纳入患者中斑块型银屑病占比较高，而红皮病型银屑病、脓疱型银屑病占比过低。

在脓疱型银屑病患者中，泛发性脓疱型在0～6岁年龄段的占比最高（7.17%），在其他各年龄段的占比均处于较低水平（0.72%～1.85%）。局限性脓疱型在各年龄段的分布较为平均（1.04%～2.40%），发生规律无明显的年龄偏好性。

红皮病型银屑病是临床上较严重的分型，随年龄增长，红皮病型出现比例呈现升高趋势。在0～6岁年龄段红皮病型银屑病的占比最低（0.80%），在61岁及以上患者中占比最高（3.71%），提示红皮病型银屑病在中老年患者中高发。

关节病型银屑病在0～6岁、7～18岁年龄段患者中占比较低（4.98%、4.38%），在45～60岁、61岁及以上年龄段占比最高（7.93%、7.98%）（表2-11），提示关节病型银屑病在中老年患者中发生率最高，可能和这个年龄阶段患者病程长、控制欠佳有关。但该数据依旧显著低于既往研究中关节病型银屑病的患病率，提示我国临床医师对关节病型银屑病的筛查意识有待提升。

表 2-11　不同年龄段银屑病患者具体分型情况

| | | 0～6 岁 | 7～18 岁 | 19～44 岁 | 45～60 岁 | ≥61 岁 | 总体 |
|---|---|---|---|---|---|---|---|
| 关节病型 | | 25（4.98%） | 298（4.38%） | 3780（6.28%） | 2528（7.93%） | 1166（7.98%） | 7797（6.84%） |
| 红皮病型 | | 4（0.80%） | 70（1.03%） | 1004（1.67%） | 831（2.61%） | 542（3.71%） | 2451（2.15%） |
| 脓疱型 | 泛发性 | 36（7.17%） | 126（1.85%） | 431（0.72%） | 297（0.93%） | 170（1.16%） | 1060（0.93%） |
| | 局限性 | 11（2.19%） | 71（1.04%） | 793（1.32%） | 749（2.35%） | 351（2.40%） | 1975（1.73%） |
| 寻常型（斑块为主） | | 312（62.15%） | 5371（78.90%） | 52 128（86.64%） | 28 054（88.05%） | 12 902（88.26%） | 98 767（86.67%） |
| 寻常型（点滴为主） | | 151（30.08%） | 1363（20.02%） | 7556（12.56%） | 2651（8.32%） | 1068（7.31%） | 12 789（11.22%） |
| 填报人数 | | 502 | 6807 | 60 166 | 31 862 | 14 619 | 113 956 |

注：由于关节病型银屑病可与其他类型银屑病合并发生，红皮病型银屑病也可由其他类型银屑病加重发展而来，因此各类型银屑病总和＞100%。

从临床分型来看，轻、中、重度患者中寻常型银屑病（斑块为主）均占80%以上，中重度银屑病患者中斑块型银屑病的占比显著高于轻度银屑病。寻常型（点滴为主）约占8%～14%，其在轻度银屑病患者中占比高于其在中重度银屑病患者中占比（表2-12）。

表2-12　不同严重程度银屑病患者具体分型情况

| | | 轻度（PASI<3分） | 中度（PASI 3～<10分） | 重度（PASI≥10分） | 总体 |
|---|---|---|---|---|---|
| 关节病型 | | 1592（5.97%） | 2416（5.83%） | 3577（8.32%） | 7797（6.84%） |
| 红皮病型 | | 0 | 0 | 2387（5.55%） | 2451（2.15%） |
| 脓疱型 | 泛发性 | 93（0.35%） | 211（0.51%） | 708（1.65%） | 1060（0.93%） |
| | 局限性 | 702（2.63%） | 697（1.68%） | 542（1.26%） | 1975（1.73%） |
| 寻常型（斑块为主） | | 22 388（83.89%） | 36 255（87.45%） | 37 622（87.53%） | 98 767（86.67%） |
| 寻常型（点滴为主） | | 3695（13.85%） | 5165（12.46%） | 3696（8.60%） | 12 789（11.22%） |
| 填报人数 | | 26 686 | 41 459 | 42 981 | 113 956 |

2020—2023年间，斑块型银屑病在所有类型的银屑病中占比逐年上升，从2020—2021年的81.95%上升至2022—2023年的89.12%。其他各种类型银屑病的比例均相对有所下降（图2-9）。

## 2.3.2 疾病严重程度

### 2.3.2.1 PASI评分

银屑病皮损面积与严重程度指数（psoriasis area and severity index，PASI）评分是临床上最常用的银屑病严重程度分级标准，PASI评分的数值范围为0～72，72为最严重的评分，PASI评分<3分，3～<10分，≥10分，分别对应轻、中、重度病情。

本数据平台收录的121 178例样本中，填报PASI评分的患者有111 320例，填报率达91.86%。从各年龄段PASI评分来看，PASI评分水平随年龄增大逐渐升高，0～6岁和7～18岁的两个年龄段的PASI评分中位数均为4.6，19～44岁年龄段PASI评分中位数为6.2，45～60岁和61岁及以上年龄段的PASI评分中位数最高，在7.9～9.0。整体而言，中重度患者的占比近75%，五个年龄段的

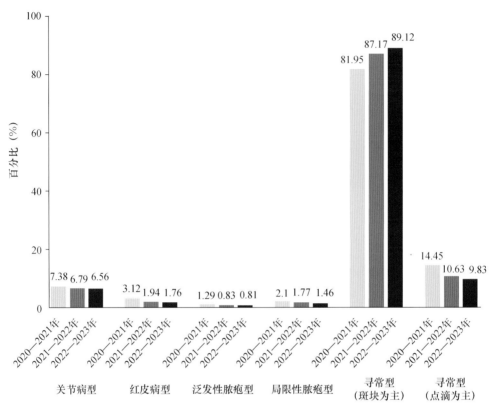

图 2-9　银屑病患者分型变化（2020—2023 年）

中重度患者比例也随年龄增大而升高，比例最低的为 7～18 岁年龄段，该年龄段中重度银屑病患者比例约为 66%，最高的为 61 岁及以上年龄段，中重度患者比例达 83%。提示病情随年龄增加有加重趋势，即年龄越大，病程越长，PASI 评分越高，病情越严重。再次说明本病具有迁延不愈、长期患病的特点（表 2-13，图 2-10）。

对比国际上不同严重程度银屑病患者的分布，韩国一项 2013 年全国横断面研究纳入了 25 个中心 1278 例成年银屑病患者[3]，研究显示韩国 PASI 评分 ≥10 患者占 24.9%，PASI 评分 < 10 的患者占 75.1%。而另一项瑞典研究纳入 2007—2015 年 2646 例银屑病患者显示[4]，PASI 评分 ≥10 的患者约为 8.9%。波兰一项基于人群的队列研究于 2010—2019 年纳入 1080 例银屑病患者[5]，其中 PASI 评分 < 10 的患者为 42.4%，10 ≤ PASI 评分 ≤ 15 的患者为 21.5%，PASI 评分 > 15 的患者则占 36.1%。意大利一项研究纳入 289 例银屑病患者[6]，

表 2-13　银屑病患者 PASI 评分情况

| | 0～6 岁 | 7～18 岁 | 19～44 岁 | 45～60 岁 | ≥61 岁 | 总体 |
|---|---|---|---|---|---|---|
| 是否填报 PASI 评分 | | | | | | |
| 是 | 493 | 6679 | 58 707 | 31 144 | 14 297 | 111 320 |
| 否 | 63 | 503 | 5198 | 2816 | 1278 | 9858 |
| 该年龄段总人数 | 556 | 7182 | 63 905 | 33 960 | 15 575 | 121 178 |
| 疾病严重程度分类（PASI 评分） | | | | | | |
| 轻度（<3 分） | 162（32.86%） | 2287（34.24%） | 15 658（26.67%） | 6471（20.78%） | 2492（17.43%） | 27 070（24.32%） |
| 中度（3～<10 分） | 199（40.37%） | 2637（39.48%） | 23 348（38.07%） | 11 524（37.00%） | 5194（36.33%） | 41 902（37.64%） |
| 重度（≥10 分） | 132（26.77%） | 1755（26.28%） | 20 701（35.26%） | 13 149（42.22%） | 6611（46.24%） | 42 348（38.04%） |
| PASI 评分情况（评分单位：分） | | | | | | |
| 中位数 | 4.6 | 4.6 | 6.2 | 7.9 | 9.0 | 6.9 |
| 四分位间距 | 2.2～10.7 | 2.0～10.4 | 2.7～13.3 | 3.4～15.6 | 4.0～16.4 | 3.0～14.2 |
| 最小值至最大值 | 0～58.9 | 0～72.0 | 0～72.0 | 0～72.0 | 0～72.0 | 0～72.0 |

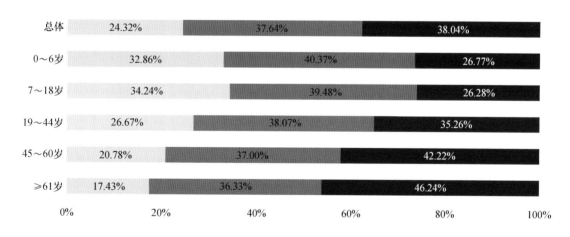

图 2-10　银屑病严重程度——PASI 评分情况

PASI 评分 ≤5 的患者占 30.4%，而 PASI 评分 >10 的患者占 38%；该国家另一项纳入 2015—2018 年 300 例斑块型银屑病成人患者的研究显示 PASI 评分 >10 的患者占 51%[7]。对比之下，我国 PASI 评分 ≥10 的重度银屑病患者比例高于韩国，但低于波兰和意大利等部分欧洲国家。

根据 PASI 评分，不同严重程度的银屑病患者比例在 2020—2023 年基本稳定。相较于 2020—2021 年，2022—2023 年的中重度患者比例有轻微下降，轻度患者比例稍有增长，侧面反映了我国银屑病诊疗水平在近年间有所提升（表2-14，图 2-11）。

表 2-14　银屑病患者 PASI 评分变化（2020—2023 年）

|  | 2020—2021 年 | 2021—2022 年 | 2022—2023 年 |
|---|---|---|---|
| 轻度（PASI 评分＜3 分） | 6163（23.76%） | 10 611（23.59%） | 10 296（25.49%） |
| 中度（PASI 评分 3～＜10 分） | 9836（37.93%） | 17 266（38.38%） | 14 800（36.63%） |
| 重度（PASI 评分 ≥10 分） | 9936（38.31%） | 17 108（38.03%） | 15 304（37.88%） |
| 填报人数 | 25 935 | 44 985 | 40 400 |

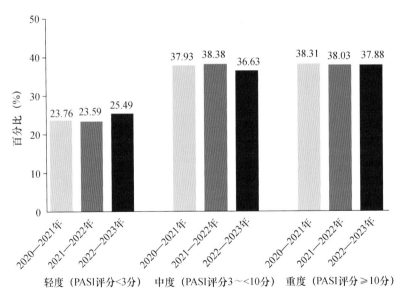

图 2-11　银屑病患者 PASI 评分变化情况（2020—2023 年）

## 2.3.2.2 BSA 评分

皮损占体表面积（body surface area，BSA）评分是判断银屑病严重程度的一个常用且简便的分级标准，BSA 评分小于 3% 为轻度，达到 3% 但小于 10% 为中度，达到及超过 10% 为重度。

本数据库 BSA 评分填报率达 91.93%，在填报 BSA 评分的 111 404 例患者中，轻、中、重度患者分别占 20.30%、27.77% 和 51.93%。从各年龄段来看，BSA 随年龄增大逐渐升高，0～18 岁的两个年龄段的 BSA 中位数均为 5%，19～44 岁年龄组 BSA 中位数为 8%，45～60 岁和 61 岁及以上年龄组的 BSA 中位数最高，为 10%～14%。整体而言，根据 BSA 评分，BSA≥3% 的中重度患者占比达 80%，明显高于按 PASI 评分下中重度患者占比，说明我国银屑病患者的皮肤受累面积广泛。此外，五个年龄段的中重度患者比例随年龄增大而升高，最低是 0～6 岁年龄组，该年龄段中重度患者比例约为 70%，最高是 61 岁及以上年龄组，中重度患者比例达 87%。无论根据 PASI 或是 BSA 评分，中重度患者比例随年龄的变化趋势相似。

表 2-15　银屑病患者 BSA 评分

| | 0～6 岁 | 7～18 岁 | 19～44 岁 | 45～60 岁 | ≥61 岁 | 总体 |
|---|---|---|---|---|---|---|
| 是否填报 BSA 评分 | | | | | | |
| 是 | 494 | 6678 | 58 763 | 31 158 | 14 311 | 111 404 |
| 否 | 62 | 504 | 5142 | 2802 | 1264 | 9774 |
| 该年龄段总人数 | 556 | 7182 | 63 905 | 33 960 | 15 575 | 121 178 |
| 疾病严重程度分类（BSA 评分） | | | | | | |
| 轻度（<3%） | 147（29.76%） | 1973（29.54%） | 13 469（22.92%） | 5114（16.41%） | 1908（13.33%） | 22 611（20.30%） |
| 中度（3%～10%） | 165（33.40%） | 2038（30.52%） | 16 942（28.83%） | 8276（26.56%） | 3520（24.60%） | 30 941（27.77%） |
| 重度（≥10%） | 182（36.84%） | 2667（39.94%） | 28 352（48.25%） | 17 768（57.03%） | 8883（62.07%） | 57 852（51.93%） |
| BSA 评分情况（评分单位：%） | | | | | | |
| 中位数 | 5 | 5 | 8 | 10 | 14 | 10 |
| 四分位间距 | 2～15 | 2～18 | 3～20.5 | 4～30 | 5～30 | 3～25 |
| 最小～最大值 | 0～100 | 0～100 | 0～100 | 0～100 | 0～100 | 0～100 |

　　BSA 评分下不同严重程度的银屑病患者比例在 2020—2023 年基本稳定。相较于 2020—2021 年，2022—2023 年的重度患者比例有轻微下降，轻、中度患者比例稍有增长（表 2-16，图 2-13）。

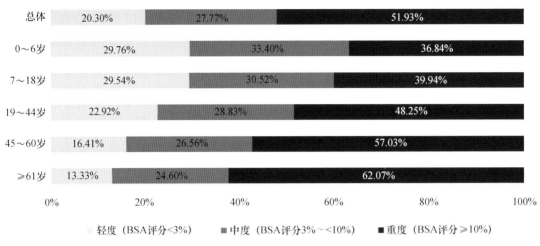

图 2-12 银屑病严重程度——BSA 评分

表 2-16 银屑病患者 BSA 评分变化情况（2020—2023 年）

| | 2020—2021 年 | 2021—2022 年 | 2022—2023 年 |
| --- | --- | --- | --- |
| 轻度（BSA 评分＜3%） | 5177（19.95%） | 8992（19.98%） | 8442（20.86%） |
| 中度（BSA 评分3%～＜10%） | 6531（25.17%） | 12 617（28.04%） | 11 793（29.15%） |
| 重度（BSA 评分≥10%） | 14 237（54.87%） | 23 389（51.98%） | 20 226（49.99%） |
| 填报人数 | 25 945 | 44 998 | 40 461 |

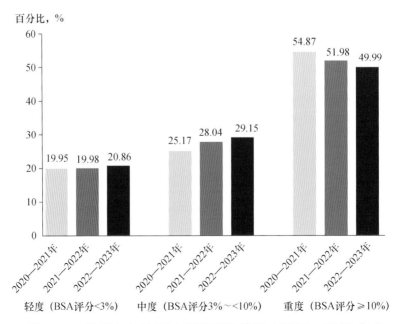

图 2-13 银屑病患者 BSA 评分变化情况（2020—2023 年）

### 2.3.2.3 DLQI 评分

#### 2.3.2.3.1 DLQI 评分总分提示的疾病严重程度

临床上皮肤科医生常用皮肤病生活质量指数（dermatology life quality index，DLQI）评分对患者生活质量受疾病的影响进行量化评估。DLQI 评分最低为 0，最高可达 30，＜6 分、6 分至＜10 分，10 分及以上分别代表本病对生活质量产生了轻度、中度、重度影响。

在填报 DLQI 评分的 112 087 例患者中，生活质量轻、中、重度受损分别占 36.93%、23.88% 和 39.19%。从各年龄段来看，19～44 岁和 45～60 岁这两个年龄段患者 DLQI 重度受损占比最高（超过 40%），其次为 61 岁及以上年龄段患者（38.94%）。18 岁及以下患者的 DLQI 重度受损占比都在 30% 以下，这可能和 19～60 岁年龄段是社会主要劳动力构成、每天面对的生活和工作压力较大有关，其生活质量更易受疾病的影响。同时，对于儿童青少年而言，对生活质量的评估较难实现客观准确，也是一个重要原因（表 2-17，图 2-14）。

**表 2-17 银屑病患者 DLQI 评分情况**

| | 0～6 岁 | 7～18 岁 | 19～44 岁 | 45～60 岁 | ≥61 岁 | 总体 |
|---|---|---|---|---|---|---|
| 是否填报 DLQI 评分 | | | | | | |
| 是 | 493 | 6726 | 59 271 | 31 312 | 14 285 | 112 087 |
| 否 | 63 | 456 | 4634 | 2648 | 1290 | 9091 |
| 该年龄段总人数 | 556 | 7182 | 63 905 | 33 960 | 15 575 | 121 178 |
| 疾病严重程度分类（DLQI 评分） | | | | | | |
| 轻度（＜6 分） | 276（55.98%） | 3322（49.39%） | 21 494（36.26%） | 11 070（35.35%） | 5231（36.62%） | 41 393（36.93%） |
| 中度（6～＜10 分） | 109（22.11%） | 1740（25.87%） | 13 942（23.52%） | 7486（23.91%） | 3491（24.44%） | 26 768（23.88%） |
| 重度（≥10 分） | 108（21.91%） | 1664（24.74%） | 23 835（40.21%） | 12 756（40.74%） | 5563（38.94%） | 43 926（39.19%） |
| DLQI 评分情况（评分单位：分） | | | | | | |
| 中位数 | 4 | 6 | 9 | 9 | 8 | 8 |
| 四分位间距 | 1～9 | 2～9 | 3～13 | 3～13 | 3～12 | 3～13 |
| 最小值至最大值 | 0～27 | 0～30 | 0～30 | 0～30 | 0～30 | 0～30 |

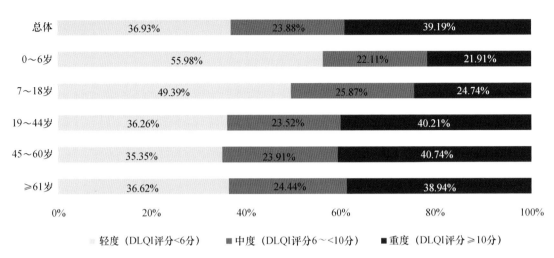

图 2-14 银屑病患者严重程度——DLQI 评分情况

DLQI 评分下不同严重程度的银屑病患者比例在 2020—2023 年基本稳定。相较于 2020—2021 年，2022—2023 年的轻度患者比例有轻微下降，中、重度患者比例稍有增长。这与 PASI、BSA 评分的变化趋势相反，即虽然近年间患者皮损的严重程度略有减轻，但其体验到的生活质量却在变差，提示患者对生活质量的需求在增加，临床医生应酌情给予更积极的治疗（表 2-18，图 2-15）。

表 2-18 银屑病患者 DLQI 评分变化情况（2020—2023 年）

|  | 2020—2021 年 | 2021—2022 年 | 2022—2023 年 |
|---|---|---|---|
| 轻度（DLQI 评分＜6 分） | 10 082（39.10%） | 16 981（37.90%） | 14 330（34.53%） |
| 中度（DLQI 评分 6～＜10 分） | 6008（23.30%） | 10 652（23.78%） | 10 108（24.35%） |
| 重度（DLQI 评分≥10 分） | 9692（37.59%） | 17 169（38.32%） | 17 065（41.12%） |
| 填报人数 | 25 782 | 44 802 | 41 503 |

### 2.3.2.3.2 DLQI 各项评分提示的患者各维度生活质量

在银屑病对生活质量产生影响的十个维度中，按照患者评估的影响程度严重和极严重合并来看，皮肤出现痒痛症状、因为皮肤问题感到尴尬或沮丧均占到了 30% 以上；其次是感觉给社交、逛街买东西、选择不同或特征的衣服 / 鞋子等带来较大困扰，在 25% 左右；其他五项患者感到有较大影响的占 15%～20%，说明本病带来的皮肤不适、心理压力和对社交的影响是患者生活质量下降的最重要因素。

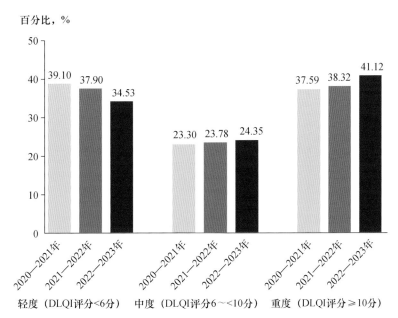

百分比，%

图 2-15　银屑病患者 DLQI 评分变化情况（2020—2023 年）

近 90% 的患者感受到轻微至极严重的皮肤发痒或疼痛，其中严重和极严重痒痛占到 37.05%，并且严重和极严重痒痛感占比随年龄增加而升高。

约 76% 的银屑病患者因为皮肤问题而产生轻微至极严重的"尴尬""沮丧""难过"，其中严重和极严重的比例占到 32.99%。成年患者（19 岁及以上）感觉到这种心理压力的程度高于未成年患者，尤其是 19～44 岁和 45～60 岁这两个年龄段，到了 61 岁及以上，这种情绪影响的严重程度略有减轻。这与患者的社会活跃状态和情绪感知敏感度密切相关。

约 65% 的患者认为银屑病影响了自己的社交、外出活动或娱乐，其中有严重和极严重影响的占到 27.20%。有趣的是，极严重影响在成年患者（19～61 岁及以上）中的占比随年龄增加而下降，最高见于 19～44 岁年龄组（6.26%），这可能跟现代社会年轻人的生活方式和对社交的依赖程度有关。

60% 以上的患者填报其会因为皮肤不适而选择不同或特殊的衣服、鞋子，或者认为疾病给自己的日常生活带来了不便，影响了自己逛街买东西、打理家务。其中严重和极严重影响分别占 25.71% 和 24.03%，严重和极严重占比在成年患者中较高。类似地，约 59% 的患者填报由于皮肤问题的治疗，使生活受到了严重的困扰。有严重和极严重影响的占到 21.57%，严重和极严重占比在成年患者中较高。

　　将近 58% 的患者认为因为皮肤问题而影响做体育运动，其中严重和极严重影响占到 20% 以上，极严重影响的最高占比见于 19～44 岁年龄组（4.49%），高于其他两个成年患者组，与该年龄段的人运动最频繁有一定关系。

　　约 31% 的患者认为疾病给自己工作或上学带来了影响，其中严重和极严重影响占比达 18.09%，极严重影响比例在 19～44 岁年龄组最高（4.15%），在 61 岁及以上年龄组中最低（1.83%）。提示银屑病对青壮年患者的日常学习和工作的影响不容忽视。结合患者评估疾病对上学或工作的影响，以及失业在这个年龄段的占比，更应该重视银屑病对于劳动寿命的负面影响。

　　约 50% 的患者认为疾病影响了自己和配偶或者好朋友、亲戚之间的关系，其中严重和极严重影响占比为 16.59%。43% 的成年患者认为疾病对自己的性生活造成了影响，其中对 19～44 岁、45～60 岁两个年龄段的患者影响严重程度高于 61 岁及以上年龄组，这与该年龄段患者的性活跃程度相关（表 2-19）。

**表 2-19　银屑病患者生活质量（年龄）**

| | 0～6 岁 | 7～18 岁 | 19～44 岁 | 45～60 岁 | ≥61 岁 | 总体 |
|---|---|---|---|---|---|---|
| 该年龄段总人数 | 556 | 7182 | 63 905 | 33 960 | 15 575 | 121 178 |
| **1. 您是否有皮肤"发痒"或"疼痛"的感觉？** | | | | | | |
| 无 | 100（20.08%） | 982（14.57%） | 7864（13.22%） | 3725（11.85%） | 1511（10.52%） | 14 182（12.60%） |
| 轻微 | 260（52.21%） | 3875（57.48%） | 31 122（52.32%） | 15 075（47.95%） | 6310（43.93%） | 56 642（50.34%） |
| 严重 | 116（23.29%） | 1707（25.32%） | 17 637（29.65%） | 10 771（34.26%） | 5488（38.21%） | 35 719（31.74%） |
| 极严重 | 22（4.42%） | 177（2.63%） | 2862（4.81%） | 1865（5.93%） | 1054（7.34%） | 5980（5.31%） |
| 本题选填人数 | 498 | 6741 | 59 485 | 31 436 | 14 363 | 112 523 |
| **2. 您是否因为皮肤问题而产生"尴尬""沮丧""难过"？** | | | | | | |
| 无 | 223（44.78%） | 2149（31.88%） | 13 478（22.66%） | 7281（23.16%） | 3507（24.42%） | 26 638（23.68%） |
| 轻微 | 180（36.14%） | 3018（44.77%） | 25 821（43.41%） | 13 561（43.14%） | 6179（43.02%） | 48 759（43.34%） |
| 严重 | 78（15.66%） | 1369（20.31%） | 16 165（27.18%） | 8882（28.26%） | 4038（28.11%） | 30 532（27.14%） |

续表

| | 0～6 岁 | 7～18 岁 | 19～44 岁 | 45～60 岁 | ≥61 岁 | 总体 |
|---|---|---|---|---|---|---|
| 极严重 | 17<br>（3.41%） | 205<br>（3.04%） | 4016<br>（6.75%） | 1709<br>（5.44%） | 639<br>（4.45%） | 6586<br>（5.85%） |
| 本题选填人数 | 498 | 6741 | 59 480 | 31 433 | 14 363 | 112 515 |
| **3. 您的皮肤问题是否影响您逛街买东西、打理家务？** | | | | | | |
| 无 | 296<br>（59.44%） | 3443<br>（51.08%） | 22 250<br>（37.41%） | 11 341<br>（36.09%） | 5169<br>（35.99%） | 42 499<br>（37.77%） |
| 轻微 | 134<br>（26.91%） | 2361<br>（35.02%） | 22 680<br>（38.13%） | 12 221<br>（38.89%） | 5572<br>（38.79%） | 42 968<br>（38.19%） |
| 严重 | 54<br>（10.84%） | 807<br>（11.97%） | 11 710<br>（19.69%） | 6653<br>（21.17%） | 3166<br>（22.04%） | 22 390<br>（19.90%） |
| 极严重 | 14<br>（2.81%） | 130<br>（1.93%） | 2839<br>（4.77%） | 1213<br>（3.86%） | 456<br>（3.17%） | 4652<br>（4.13%） |
| 本题选填人数 | 498 | 6741 | 59 479 | 31 428 | 14 363 | 112 509 |
| **4. 您是否因为皮肤不适而选择不同或特殊的衣服、鞋子？** | | | | | | |
| 无 | 277<br>（55.62%） | 3216<br>（47.72%） | 21 409<br>（36.00%） | 11 147<br>（35.47%） | 5104<br>（35.54%） | 41 153<br>（36.58%） |
| 轻微 | 143<br>（28.71%） | 2367<br>（35.12%） | 22 202<br>（37.33%） | 12 181<br>（38.76%） | 5543<br>（38.59%） | 42 436<br>（37.72%） |
| 严重 | 67<br>（13.45%） | 989<br>（14.67%） | 12 693<br>（21.34%） | 6854<br>（21.81%） | 3210<br>（22.35%） | 23 813<br>（21.17%） |
| 极严重 | 11<br>（2.21%） | 168<br>（2.49%） | 3173<br>（5.33%） | 1246<br>（3.96%） | 505<br>（3.52%） | 5103<br>（4.54%） |
| 本题选填人数 | 498 | 6740 | 59 477 | 31 428 | 14 362 | 112 505 |
| **5. 您的皮肤问题是否影响您的社交、外出活动或娱乐？** | | | | | | |
| 无 | 270<br>（54.22%） | 3097<br>（45.94%） | 19 789<br>（33.27%） | 10 491<br>（33.38%） | 5092<br>（35.45%） | 38 739<br>（34.43%） |
| 轻微 | 148<br>（29.72%） | 2430<br>（36.05%） | 22 813<br>（38.36%） | 12 228<br>（38.91%） | 5553<br>（38.66%） | 43 172<br>（38.37%） |
| 严重 | 63<br>（12.65%） | 1015<br>（15.06%） | 13 152<br>（22.11%） | 7235<br>（23.02%） | 3182<br>（22.15%） | 24 647<br>（21.91%） |
| 极严重 | 17<br>（3.41%） | 199<br>（2.95%） | 3723<br>（6.26%） | 1474<br>（4.69%） | 536<br>（3.73%） | 5949<br>（5.29%） |
| 本题选填人数 | 498 | 6741 | 59 477 | 31 428 | 14 363 | 112 507 |

续表

| | 0～6 岁 | 7～18 岁 | 19～44 岁 | 45～60 岁 | ≥61 岁 | 总体 |
|---|---|---|---|---|---|---|
| **6. 您是否因为皮肤问题而影响做体育运动？** | | | | | | |
| 无 | 297（59.64%） | 3514（52.13%） | 24 934（41.92%） | 12 666（40.31%） | 5897（41.06%） | 47 308（42.05%） |
| 轻微 | 133（26.71%） | 2245（33.30%） | 21 383（35.95%） | 11 601（36.92%） | 5245（36.52%） | 40 607（36.10%） |
| 严重 | 55（11.04%） | 836（12.40%） | 10 485（17.63%） | 6020（19.16%） | 2791（19.43%） | 20 187（17.94%） |
| 极严重 | 13（2.61%） | 146（2.17%） | 2671（4.49%） | 1133（3.61%） | 430（2.99%） | 4393（3.91%） |
| 本题选填人数 | 498 | 6741 | 59 473 | 31 420 | 14 363 | 112 495 |
| **7. 您的皮肤问题在您工作或上学方面造成的问题有多大？** | | | | | | |
| 无 | 367（73.69%） | 4525（67.15%） | 39 130（65.84%） | 21 986（70.03%） | 11 583（80.71%） | 77 591（69.02%） |
| 轻微 | 56（11.24%） | 1094（16.23%） | 8423（14.17%） | 3834（12.21%） | 1080（7.53%） | 14 487（12.89%） |
| 严重 | 63（12.65%） | 940（13.95%） | 9414（15.84%） | 4632（14.75%） | 1426（9.94%） | 16 475（14.65%） |
| 极严重 | 12（2.41%） | 180（2.67%） | 2469（4.15%） | 945（3.01%） | 263（1.83%） | 3869（3.44%） |
| 本题选填人数 | 498 | 6739 | 59 436 | 31 397 | 14 352 | 112 422 |
| **8. 您的皮肤问题是否影响您和配偶或者好朋友、亲戚之间的关系？** | | | | | | |
| 无 | 334（67.07%） | 4373（64.87%） | 29 052（48.85%） | 14 915（47.46%） | 6931（48.26%） | 55 605（49.42%） |
| 轻微 | 116（23.29%） | 1762（26.14%） | 20 351（34.22%） | 11 023（35.07%） | 4981（34.68%） | 38 233（33.98%） |
| 严重 | 39（7.83%） | 536（7.95%） | 8151（13.70%） | 4707（14.98%） | 2162（15.05%） | 15 595（13.86%） |
| 极严重 | 9（1.81%） | 70（1.04%） | 1923（3.23%） | 783（2.49%） | 289（2.01%） | 3074（2.73%） |
| 本题选填人数 | 498 | 6741 | 59 477 | 31 428 | 14 363 | 112 507 |
| **9. 您是否因为皮肤问题影响性生活？** | | | | | | |
| 无 | | | 33 999（57.17%） | 17 329（55.14%） | 8670（60.37%） | 59 998（57.00%） |

|  | 0～6 岁 | 7～18 岁 | 19～44 岁 | 45～60 岁 | ≥61 岁 | 总体 |
|---|---|---|---|---|---|---|
| 轻微 |  |  | 16 794 (28.24%) | 9312 (29.63%) | 3825 (26.63%) | 29 931 (28.44%) |
| 严重 |  |  | 6894 (11.59%) | 4010 (12.76%) | 1606 (11.18%) | 12 510 (11.89%) |
| 极严重 |  |  | 1784 (3.00%) | 774 (2.46%) | 261 (1.82%) | 2819 (2.68%) |
| 本题选填人数 |  |  | 59 471 | 31 425 | 14 362 | 105 258 |
| **10. 您是否因为皮肤问题的治疗，使生活受到了严重的困扰，例如因为治疗把家里弄得一团糟?** | | | | | | |
| 无 | 309 (62.05%) | 3778 (56.06%) | 24 227 (40.74%) | 12 379 (39.39%) | 5833 (40.62%) | 46 526 (41.36%) |
| 轻微 | 126 (25.30%) | 2139 (31.74%) | 22 076 (37.12%) | 11 955 (38.04%) | 5411 (37.68%) | 41 707 (37.07%) |
| 严重 | 52 (10.44%) | 687 (10.19%) | 10 465 (17.60%) | 5932 (18.88%) | 2642 (18.40%) | 19 778 (17.58%) |
| 极严重 | 11 (2.21%) | 135 (2.00%) | 2705 (4.55%) | 1160 (3.69%) | 475 (3.31%) | 4486 (3.99%) |
| 本题选填人数 | 498 | 6739 | 59 473 | 31 426 | 14 361 | 112 497 |

根据疾病严重程度（PASI 评分）对上述 10 项调查结果进行分析，发现疾病对生理状态、心理状态、行为、生活方式的影响程度基本都和疾病严重程度成正相关，可见如果银屑病未得到有效管理或管理不佳，病情加重给患者带来的疾病负担和身心影响将十分沉重（表 2-20）。

表 2-20　银屑病患者生活质量（疾病严重程度）

|  | 轻度（PASI 评分 <3 分） | 中度（PASI 评分 3～<10 分） | 重度（PASI 评分 ≥10 分） | 总体 |
|---|---|---|---|---|
| 该分段总人数 | 27 070 | 41 902 | 42 348 | 111 320 |
| **1. 您是否有皮肤"发痒"或"疼痛"的感觉?** | | | | |
| 无 | 6129（23.11%） | 4519（11.02%） | 3031（7.37%） | 14 182（12.60%） |
| 轻微 | 15 669（59.08%） | 23 305（56.82%） | 15 955（38.78%） | 56 642（50.34%） |
| 严重 | 4251（16.03%） | 11 832（28.85%） | 18 256（44.37%） | 35 719（31.74%） |
| 极严重 | 471（1.78%） | 1360（3.32%） | 3900（9.48%） | 5980（5.31%） |

续表

| | 轻度（PASI 评分 ＜3分） | 中度（PASI 评分 3～＜10分） | 重度（PASI 评分 ≥10分） | 总体 |
|---|---|---|---|---|
| 本题选填人数 | 26 520 | 41 016 | 41 142 | 112 523 |
| **2. 您是否因为皮肤问题而产生"尴尬""沮丧""难过"？** | | | | |
| 无 | 10 941（41.26%） | 9020（21.99%） | 5859（14.24%） | 26 638（23.68%） |
| 轻微 | 11 795（44.48%） | 20 236（49.34%） | 15 296（37.18%） | 48 759（43.34%） |
| 严重 | 3149（11.87%） | 10 028（24.45%） | 16 052（39.02%） | 30 532（27.14%） |
| 极严重 | 634（2.39%） | 1731（4.22%） | 3935（9.56%） | 6586（5.85%） |
| 本题选填人数 | 26 519 | 41 015 | 41 142 | 112 515 |
| **3. 您的皮肤问题是否影响您逛街买东西、打理家务？** | | | | |
| 无 | 15 512（58.49%） | 15 393（37.53%） | 10 203（24.80%） | 42 499（37.77%） |
| 轻微 | 8719（32.88%） | 17 824（43.46%） | 15 211（36.97%） | 42 968（38.19%） |
| 严重 | 1863（7.02%） | 6663（16.25%） | 12 851（31.24%） | 22 390（19.90%） |
| 极严重 | 426（1.61%） | 1135（2.77%） | 2875（6.99%） | 4652（4.13%） |
| 本题选填人数 | 26 520 | 41 015 | 41 140 | 112 509 |
| **4. 您是否因为皮肤不适而选择不同或特殊的衣服、鞋子？** | | | | |
| 无 | 15 712（59.25%） | 14 561（35.50%） | 9470（23.02%） | 41 153（36.58%） |
| 轻微 | 8500（32.05%） | 17 749（43.27%） | 15 002（36.47%） | 42 436（37.72%） |
| 严重 | 1882（7.10%） | 7433（18.12%） | 13 477（32.76%） | 23 813（21.17%） |
| 极严重 | 425（1.60%） | 1272（3.10%） | 3188（7.75%） | 5103（4.54%） |
| 本题选填人数 | 26 519 | 41 015 | 41 137 | 112 505 |
| **5. 您的皮肤问题是否影响您的社交、外出活动或娱乐？** | | | | |
| 无 | 14 863（56.04%） | 13 885（33.85%） | 8784（21.35%） | 38 739（34.43%） |
| 轻微 | 9046（34.11%） | 17 966（43.80%） | 14 948（36.34%） | 43 172（38.37%） |
| 严重 | 2107（7.94%） | 7693（18.76%） | 13 694（33.29%） | 24 647（21.91%） |
| 极严重 | 504（1.90%） | 1471（3.59%） | 3713（9.03%） | 5949（5.29%） |
| 本题选填人数 | 26 520 | 41 015 | 41 139 | 112 507 |
| **6. 您是否因为皮肤问题而影响做体育运动？** | | | | |
| 无 | 16 627（62.70%） | 17 197（41.93%） | 11 969（29.10%） | 47 308（42.05%） |
| 轻微 | 8051（30.36%） | 16 760（40.86%） | 14 639（35.59%） | 40 607（36.10%） |
| 严重 | 1498（5.65%） | 6029（14.70%） | 11 703（28.45%） | 20 187（17.94%） |
| 极严重 | 343（1.29%） | 1028（2.51%） | 2822（6.86%） | 4393（3.91%） |

续表

| | 轻度（PASI 评分 ＜3 分） | 中度（PASI 评分 3～＜10 分） | 重度（PASI 评分 ≥10 分） | 总体 |
|---|---|---|---|---|
| 本题选填人数 | 26 519 | 41 014 | 41 133 | 112 495 |
| **7. 您的皮肤问题在您工作或上学方面造成的问题有多大？** | | | | |
| 无 | 21 911（82.66%） | 29 283（71.41%） | 24 116（58.66%） | 77 591（69.02%） |
| 轻微 | 2812（10.61%） | 5985（14.60%） | 5251（12.77%） | 14 487（12.89%） |
| 严重 | 1453（5.48%） | 4770（11.63%） | 9359（22.77%） | 16 475（14.65%） |
| 极严重 | 331（1.25%） | 966（2.36%） | 2385（5.80%） | 3869（3.44%） |
| 本题选填人数 | 26 507 | 41 004 | 41 111 | 112 422 |
| **8. 您的皮肤问题是否影响您和配偶或者好朋友、亲戚之间的关系？** | | | | |
| 无 | 18 018（67.94%） | 20 166（49.17%） | 15 611（37.95%） | 55 605（49.42%） |
| 轻微 | 7102（26.78%） | 15 623（38.09%） | 14 395（34.99%） | 38 233（33.98%） |
| 严重 | 1156（4.36%） | 4471（10.90%） | 9196（22.35%） | 15 595（13.86%） |
| 极严重 | 243（0.92%） | 756（1.84%） | 1935（4.70%） | 3074（2.73%） |
| 本题选填人数 | 26 519 | 41 016 | 41 137 | 112 507 |
| **9. 您是否因为皮肤问题影响性生活？** | | | | |
| 无 | 17 571（72.90%） | 21 795（57.01%） | 18 678（47.52%） | 59 998（57.00%） |
| 轻微 | 5395（22.38%） | 12 233（32.00%） | 11 420（29.05%） | 29 931（28.44%） |
| 严重 | 914（3.79%） | 3548（9.28%） | 7392（18.81%） | 12 510（11.89%） |
| 极严重 | 223（0.93%） | 657（1.72%） | 1818（4.63%） | 2819（2.68%） |
| 本题选填人数 | 24 103 | 38 233 | 39 308 | 105 258 |
| **10. 您是否因为皮肤问题的治疗，使生活受到了严重的困扰，例如因为治疗把家里弄得一团糟？** | | | | |
| 无 | 15 965（60.20%） | 17 013（41.48%） | 12 149（29.53%） | 46 526（41.36%） |
| 轻微 | 8466（31.93%） | 17 011（41.48%） | 14 981（36.42%） | 41 707（37.07%） |
| 严重 | 1716（6.47%） | 5867（14.30%） | 11 197（27.22%） | 19 778（17.58%） |
| 极严重 | 371（1.40%） | 1123（2.74%） | 2808（6.83%） | 4486（3.99%） |
| 本题选填人数 | 26 518 | 41 014 | 41 135 | 112 497 |

## 2.3.2.4 重度银屑病患者严重度评分特点

绘制韦恩图比较 PASI 评分、BSA 评分和 DLQI 评分测定的重度银屑病患者重合程度，发现仅有 18.80% 的患者同时被三种评分标准判定为重度，有 24.19% 的患者可经任意两种评分方式判定为重度，提示临床上考虑处理方案时，三类评测均应重视；其中 PASI 评分与 BSA 评分的吻合度最高，这说明疾病的总体严重程度主要与皮损面积大小相关：87.74% 的 PASI 评分 ≥ 10 的患者其皮损面积同时达到了 10% 以上，然而反之，35.78% 的患者虽然皮损面积达到了 10% 以上，但其 PASI 评分未达重度标准，这说明皮损覆盖面积（BSA）并不能全面评估皮损的严重性，临床上还应考虑皮损红斑、浸润、鳞屑的严重度。同时，生活质量方面，数据库中 10.40% 的患者其 PASI 评分、BSA 评分均未达重度标准，但其生活质量严重受损，也被评为重度银屑病，提示临床医生应注重患者生活质量的评估，并酌情修订治疗方案（图 2-16）。

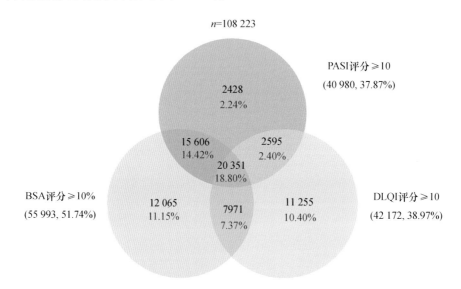

图 2-16　重度银屑病患者严重度评分特点（韦恩图）

### 2.3.2.5 国际二分法

国际银屑病理事会（IPC）2020 年 Delphi 共识建议对银屑病严重程度重新分类，即在银屑病分为轻度、中度和重度 3 级的基础上，继续采用二分法分类，以方便临床医师治疗决策。二分法将所有的患者分为适合局部治疗和适合系统治疗的两类患者，满足至少以下标准之一者为适合系统治疗的患者：① BSA > 10%；② 累及特殊部位；③ 局部治疗失败。二分法分级模式突破传统分级，以患者临床需求为中心，简单实用，可用于指导临床实践中的治疗决策以及银屑病临床研究的入组标准，让患者及早得到适合的治疗[2, 8]。

根据国际二分法标准，本数据库的 121 178 例患者中，有 29 180 例（24.08%）适合局部治疗，有 91 998 例（75.92%）适合系统治疗（图 2-17）。

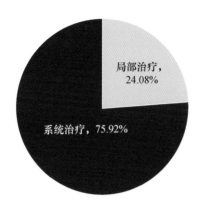

图 2-17 银屑病患者严重程度（国际二分法）

　　国际二分法分类下，从各年龄段来看，适合系统治疗患者的比例随年龄段增大而升高，最低是 0～6 岁年龄组，该年龄段适合系统治疗的患者比例约为 64.39%，最高是 61 岁及以上年龄组，该年龄段适合系统治疗的患者比例达76.73%（表 2-21，图 2-18）。

表 2-21 不同年龄银屑病患者严重程度（国际二分法）

|  | 0～6 岁 | 7～18 岁 | 19～44 岁 | 45～60 岁 | ≥61 岁 | 总体 |
|---|---|---|---|---|---|---|
| 适合局部治疗 | 198（35.61%） | 1892（26.34%） | 15 415（24.12%） | 8051（23.71%） | 3624（23.27%） | 29 180（24.08%） |
| 适合系统治疗 | 358（64.39%） | 5290（73.66%） | 48 490（75.88%） | 25 909（76.29%） | 11 951（76.73%） | 91 998（75.92%） |
| 填报人数 | 556 | 7182 | 63 905 | 33 960 | 15 575 | 121 178 |

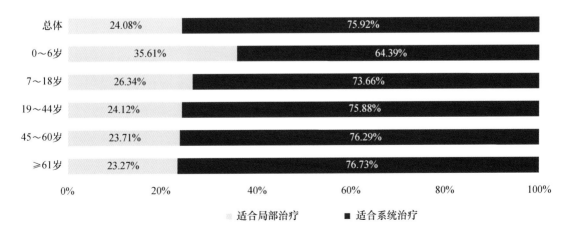

图 2-18 不同年龄银屑病患者严重程度（国际二分法）

国际二分法标准下，适合系统治疗的银屑病患者比例在 2020—2023 年间持续下降，在 2020—2021 年度，有 84.42% 的患者适合系统治疗，到 2022—2023 年，该比例下降至 69.69%（表 2-22，图 2-19）。

表 2-22　国际二分法标准下银屑病患者严重程度变化（2020—2023 年）

| | 2020—2021 年 | 2021—2022 年 | 2022—2023 年 |
| --- | --- | --- | --- |
| 适合局部治疗 | 4129（15.58%） | 11 192（22.87%） | 13 859（30.31%） |
| 适合系统治疗 | 22 376（84.42%） | 37 753（77.13%） | 31 869（69.69%） |
| 填报人数 | 26 505 | 48 945 | 45 728 |

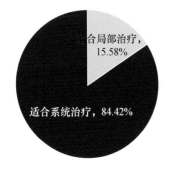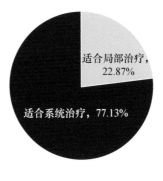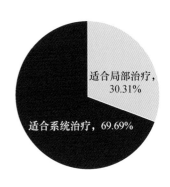

图 2-19　国际二分法标准下银屑病患者严重程度变化（2020—2023 年）

### 2.3.3 特殊部位受累

特殊部位银屑病可显著增加患者的日常生活功能障碍、降低患者生活质量。在填报皮损累及部位的 106 242 例患者中，有 60.48% 累及头皮，17.52% 累及指 / 趾甲，16.60% 累及掌跖，10.59% 累及生殖器。在各年龄段患者中，19～44 岁年龄段患者累及头皮的比例最高（63.15%），0～6 岁儿童累及头皮的比例最低（51.88%）；而累及掌跖部位的比例在 7 岁以后随年龄增加而升高。类似的，19 岁以上成年患者累及指 / 趾甲的比例显著高于青少年患者。未发现年龄与生殖器受累比例的显著变化规律（表 2-23）。

表 2-23　银屑病患者特殊部位受累情况（年龄）

| | 0～6 岁 | 7～18 岁 | 19～44 岁 | 45～60 岁 | ≥61 岁 | 总体 |
|---|---|---|---|---|---|---|
| 头皮 | 248 （51.88%） | 4067 （62.72%） | 35 621 （63.15%） | 17 047 （57.69%） | 7274 （54.59%） | 64 257 （60.48%） |
| 掌跖 | 57 （11.92%） | 678 （10.46%） | 8158 （14.46%） | 5808 （19.65%） | 2938 （22.05%） | 17 639 （16.60%） |
| 指/趾甲 | 46 （9.62%） | 478 （7.37%） | 9451 （16.76%） | 5994 （20.28%） | 2641 （19.82%） | 18 610 （17.52%） |
| 生殖器 | 55 （11.51%） | 555 （8.56%） | 5952 （10.55%） | 3170 （10.73%） | 1516 （11.38%） | 11 248 （10.59%） |
| 填报人数 | 478 | 6484 | 56 403 | 29 551 | 13 326 | 106 242 |

　　银屑病患者各个特殊部位受累情况基本和疾病严重程度成正相关，提示随着疾病发展，严重程度加重，特殊部位受累范围也逐步扩大（表 2-24）。

表 2-24　银屑病患者特殊部位受累情况（疾病严重程度）

| | 轻度（PASI＜3 分） | 中度（PASI 3～＜10 分） | 重度（PASI≥10 分） | 总体 |
|---|---|---|---|---|
| 头皮 | 12 459（48.63%） | 22 585（58.00%） | 27 483（70.17%） | 64 257（60.48%） |
| 手足 | 1857（7.25%） | 5439（13.97%） | 9854（25.16%） | 17 639（16.60%） |
| 指/趾甲 | 2582（10.08%） | 5633（14.47%） | 9716（24.81%） | 18 610（17.52%） |
| 生殖器 | 1250（4.88%） | 3442（8.84%） | 6146（15.69%） | 11 248（10.59%） |
| 填报人数 | 25 620 | 38 939 | 39 165 | 106 242 |

　　在各种不同类型银屑病患者中，除脓疱型银屑病患者以外，头皮是其他各类型患者最常累及的特殊部位（占比 55.69%～66.33%），脓疱型银屑病患者累及手足部位的比例最高（53.41%）。寻常型银屑病（斑块为主或点滴为主）累及头皮以外部位的比例均低于 20%（表 2-25，图 2-20）。

表 2-25 银屑病患者特殊部位受累情况（疾病分型）

| | 关节病型 | 红皮病型 | 脓疱型 | 寻常型（斑块为主） | 寻常型（点滴为主） | 总体 |
|---|---|---|---|---|---|---|
| 头皮 | 4845（66.33%） | 1448（66.03%） | 1063（38.10%） | 56 895（61.76%） | 6620（55.69%） | 64 257（60.48%） |
| 手足 | 2512（34.39%） | 927（42.27%） | 1490（53.41%） | 14 237（15.46%） | 1742（14.65%） | 17 639（16.60%） |
| 指/趾甲 | 2023（27.70%） | 727（33.15%） | 865（31.00%） | 16 097（17.47%） | 1346（11.32%） | 18 610（17.52%） |
| 生殖器 | 1533（20.99%） | 593（27.04%） | 385（13.80%） | 9611（10.43%） | 1096（9.22%） | 11 248（10.59%） |
| 填报人数 | 7304 | 2193 | 2790 | 92 116 | 11 888 | 106 242 |

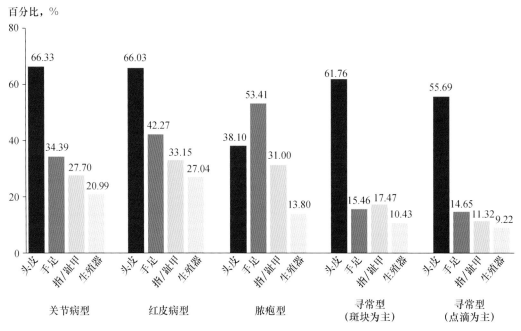

图 2-20 银屑病患者特殊部位受累情况（疾病分型）

不同严重程度的银屑病患者特殊部位受累比例在 2020—2023 年基本均有所下降。相较于轻、中度患者，重度银屑病患者特殊部位受累比例下降得最快，可能与临床医生近年来对于特殊部位银屑病的诊疗意识增强、诊疗水平提高有关（图 2-21）。

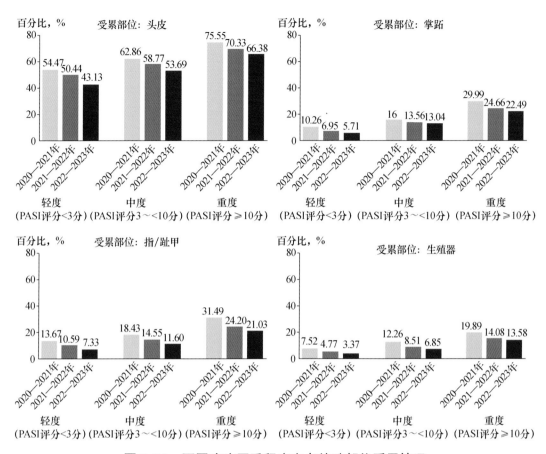

图 2-21　不同疾病严重程度患者特殊部位受累情况

### 2.3.4 银屑病共病

### 2.3.4.1 银屑病关节炎

关节相关症状是银屑病患者临床上常见的皮肤外表现之一。本项调查中，有6.67%的患者曾被诊断过关节炎。有过一处或多处关节肿痛史、指（趾）甲凹陷、足后跟疼痛、指（趾）关节胀痛史的整体患者比例分别有10.03%、15.31%、7.13%、7.14%。据此，共有6.25%的患者银屑病流行病学筛查工具（PEST）评分≥3分，提示银屑病关节炎可能。如果按照年龄分组或者疾病严重程度进行分析，出现以上症状的患者比例基本都有随年龄增加而升高的趋势，也有随疾病程度加重而升高的趋势（尤以指/趾甲凹陷表现明显），提示这些关节症状与本病长期慢性、逐渐进展的特征相符合。这4种症状主要见于45岁以上的年龄段，其次见于19～44岁年龄段，而在18岁以下患者中明显少见（表2-26）。

表 2-26　银屑病患者关节症状 PEST 评分

| | 0～6 岁 | 7～18 岁 | 19～44 岁 | 45～60 岁 | ≥61 岁 | 总体 |
|---|---|---|---|---|---|---|
| 1. 您是否曾经感到身上任何关节有肿痛？ | 17（3.51%） | 238（3.61%） | 4964（8.59%） | 3819（12.51%） | 1919（13.79%） | 10 957（10.03%） |
| 2. 在您就诊经验中，是否有任何一位医生向您告知您有关节炎？ | 12（2.48%） | 117（1.77%） | 3498（6.05%） | 2449（8.02%） | 1218（8.75%） | 7294（6.67%） |
| 3. 您的手指或脚趾甲是否有出现凹陷或凹洞？ | 36（7.44%） | 411（6.23%） | 8914（15.43%） | 5261（17.24%） | 2115（15.20%） | 16 737（15.31%） |
| 4. 您曾有经历过脚后跟疼痛吗？ | 14（2.89%） | 196（2.97%） | 3948（6.83%） | 2496（8.18%） | 1140（8.19%） | 7794（7.13%） |
| 5. 您任一手指或脚趾关节是否曾出现过不明原因引起的整个关节肿胀疼痛？ | 11（2.27%） | 131（1.99%） | 3685（6.38%） | 2754（9.02%） | 1219（8.76%） | 7800（7.14%） |
| 总计：PEST ≥3 | 10（2.07%） | 101（1.53%） | 3207（5.55%） | 2442（8.00%） | 1072（7.70%） | 6832（6.25%） |
| 填报人数 | 484 | 6593 | 57 775 | 30 520 | 13 919 | 10 9291 |

无论轻、中、重度银屑病患者，近年来 PEST 评分 ≥3 但未被诊断为银屑病关节炎的患者比例逐年下降，说明临床上医生根据 PEST 评分筛查银屑病关节炎的意识有所增强（图 2-22，图 2-23）。

## 2.3.4.2 银屑病相关伴随疾病

在填报伴随疾病信息的 113 073 例患者中，约 10% 的患者有伴发疾病（共病），并且随年龄增长或疾病程度加重，有共病患者的比例有升高的趋势。最为常见的几种伴随疾病按占比由高到低依次为心血管疾病（46.43%）、糖尿病（25.15%）、肝病（9.44%）、过敏性疾病（6.53%）、肺部疾病（5.08%）。风湿和免疫性疾病、胃肠道疾病、恶性肿瘤、肾病、精神疾病和成瘾性疾病较少，伴发比例均在 5% 以下。伴随疾病除了影响患者的预后，也给银屑病的治疗带来挑战（表 2-27，表 2-28）。

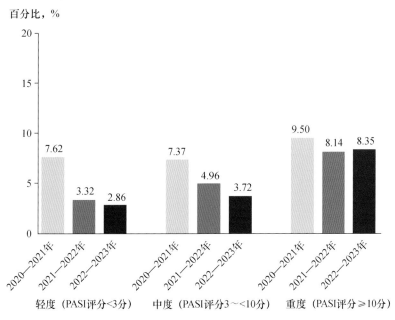

图 2-22　不同疾病严重程度患者 PEST ≥ 3 比例

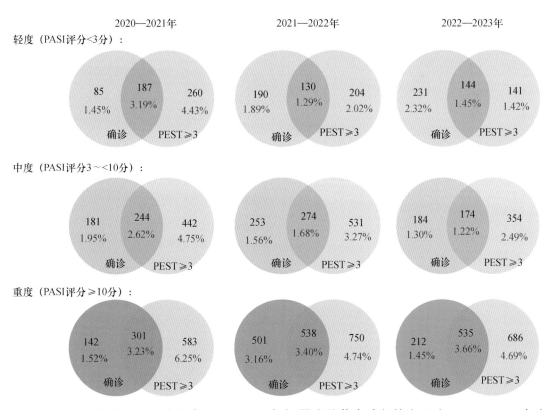

图 2-23　不同疾病严重程度患者 PEST ≥ 3 与银屑病关节炎诊断的交叉（2020—2023 年）

表 2-27　银屑病相关伴随疾病（年龄）

| | 0～6 岁 | 7～18 岁 | 19～44 岁 | 45～60 岁 | ≥61 岁 | 总体 |
|---|---|---|---|---|---|---|
| **是否有确诊的伴随疾病？** | | | | | | |
| 有 | 19<br>（3.80%） | 110<br>（1.63%） | 3650<br>（6.12%） | 4626<br>（14.63%） | 3395<br>（23.39%） | 11 800<br>（10.44%） |
| 无 | 435<br>（87.00%） | 6169<br>（91.16%） | 51 201<br>（85.79%） | 23 735<br>（75.08%） | 9339<br>（64.34%） | 90 879<br>（80.37%） |
| 不清楚 | 46<br>（9.20） | 488<br>（7.21%） | 4828<br>（8.09%） | 3252<br>（10.29%） | 1780<br>（12.26%） | 10 394<br>（9.19） |
| 填报人数 | 500 | 6767 | 59 679 | 31 613 | 14 514 | 113 073 |
| **确诊的是哪类疾病？** | | | | | | |
| 心血管疾病 | 8<br>（42.11%） | 12<br>（10.91%） | 836<br>（22.90%） | 2411<br>（52.12%） | 2212<br>（65.15%） | 5479<br>（46.43%） |
| 糖尿病 | 1<br>（5.26%） | 9<br>（8.18%） | 501<br>（13.73%） | 1310<br>（28.32%） | 1147<br>（33.78%） | 2968<br>（25.15%） |
| 肺部疾病 | 0<br>（0.00%） | 10<br>（9.09%） | 164<br>（4.49%） | 206<br>（4.45%） | 220<br>（6.48%） | 600<br>（5.08%） |
| 肝病 | 0<br>（0.00%） | 3<br>（2.73%） | 584<br>（16.00%） | 372<br>（8.04%） | 155<br>（4.57%） | 1114<br>（9.44%） |
| 胃肠道疾病 | 0<br>（0.00%） | 4<br>（3.64%） | 178<br>（4.88%） | 159<br>（3.44%） | 110<br>（3.24%） | 451<br>（3.82%） |
| 风湿和免疫性疾病 | 0<br>（0.00%） | 3<br>（2.73%） | 204<br>（5.59%） | 189<br>（4.09%） | 80<br>（2.36%） | 476<br>（4.03%） |
| 精神疾病和成瘾性疾病 | 0<br>（0.00%） | 9<br>（8.18%） | 90<br>（2.47%） | 49<br>（1.06%） | 18<br>（0.53%） | 166<br>（1.41%） |
| 神经病及眼耳鼻喉疾病 | 1<br>（5.26%） | 1<br>（0.91%） | 29<br>（0.79%） | 23<br>（0.50%） | 27<br>（0.80%） | 81<br>（0.69%） |
| 恶性肿瘤 | 1<br>（5.26%） | 0<br>（0.00%） | 55<br>（1.51%） | 109<br>（2.36%） | 113<br>（3.33%） | 278<br>（2.36%） |
| 肾病 | 0<br>（0.00%） | 4<br>（3.64%） | 117<br>（3.21%） | 125<br>（2.70%） | 96<br>（2.83%） | 342<br>（2.90%） |
| 过敏性疾病 | 1<br>（5.26%） | 36<br>（32.73%） | 464<br>（12.71%） | 173<br>（3.74%） | 96<br>（2.83%） | 770<br>（6.53%） |
| 其他疾病 | 7<br>（36.84%） | 33<br>（30.00%） | 1045<br>（28.63%） | 696<br>（15.05%） | 362<br>（10.66%） | 2143<br>（18.16%） |
| 填报人数 | 19 | 110 | 3650 | 4626 | 3395 | 11 800 |

表 2-28　银屑病相关伴随疾病（疾病严重程度）

| | 轻度（PASI<3分） | 中度（PASI 3～<10分） | 重度（PASI≥10分） | 总体 |
|---|---|---|---|---|
| **是否有确诊的伴随疾病？** | | | | |
| 有 | 2096（7.76%） | 4058（9.71%） | 5293（12.55%） | 11 800（10.44%） |
| 无 | 23 121（85.58%） | 33 638（80.47%） | 32 543（77.17%） | 90 879（80.37%） |
| 不清楚 | 1800（6.66%） | 4105（9.82%） | 4333（10.28%） | 10 394（9.19%） |
| 填报人数 | 27 017 | 41 801 | 42 169 | 113 073 |
| **确诊的是哪类疾病？** | | | | |
| 心血管疾病 | 845（40.31%） | 1884（46.43%） | 2595（49.03%） | 5479（46.43%） |
| 糖尿病 | 368（17.56%） | 999（24.62%） | 1508（28.49%） | 2968（25.15%） |
| 肺部疾病 | 72（3.44%） | 192（4.73%） | 318（6.01%） | 600（5.08%） |
| 肝病 | 167（7.97%） | 353（8.70%） | 547（10.33%） | 1114（9.44%） |
| 胃肠道疾病 | 95（4.53%） | 151（3.72%） | 193（3.65%） | 451（3.82%） |
| 风湿和免疫性疾病 | 94（4.48%） | 163（4.02%） | 212（4.01%） | 476（4.03%） |
| 精神疾病和成瘾性疾病 | 32（1.53%） | 49（1.21%） | 77（1.45%） | 166（1.41%） |
| 神经疾病及眼耳鼻喉疾病 | 13（0.62%） | 30（0.74%） | 36（0.68%） | 81（0.69%） |
| 恶性肿瘤 | 52（2.48%） | 77（1.90%） | 140（2.65%） | 278（2.36%） |
| 肾病 | 58（2.77%） | 136（3.35%） | 139（2.63%） | 342（2.90%） |
| 过敏性疾病 | 236（11.26%） | 324（7.98%） | 193（3.65%） | 770（6.53%） |
| 其他疾病 | 499（23.81%） | 744（18.33%） | 818（15.45%） | 2143（18.16%） |
| 填报人数 | 2096 | 4058 | 5293 | 11 800 |

## 2.4 中国银屑病患者治疗目标

对治疗目标调查问卷有回应的 112 537 例患者中，绝大多数患者（87.70%）最迫切的治疗需求是快速修复皮肤，其次是明显减少瘙痒（37.54%），改善心理状态（37.31%），降低治疗费用（36.14%），减少复发（33.40%），减少社会歧视（33.22%），减少就医次数或缩短治疗时间（32.07%）。

无论哪个年龄阶段，快速清除皮损都是治疗目标中排名第一位的。成年患者

（19岁及以上）对于降低治疗费用的诉求（＞35%）高于青少年患者（29%～30%），提示银屑病给社会主要劳动力构成人群带来了经济负担，应及早进行管理。患者生活影响的调查分析结果所示，瘙痒症状随年龄增长影响程度加剧，所以高龄段患者对于治疗的需求度也随之加大。值得注意的是，减少药物副作用这一诉求在0～6岁患者中最高，充分反映患儿家长对于治疗安全性的重视程度。此外，19～44岁和45～60岁这两个年龄段的患者对正常参与社会活动或工作这一诉求高于61岁及以上患者和青少年患者，也是和患者的社会活跃度密切相关（表2-29）。

表2-29 银屑病患者治疗目标（年龄）

| | 0～6岁 | 7～18岁 | 19～44岁 | 45～60岁 | ≥61岁 | 总体 |
|---|---|---|---|---|---|---|
| 快速修复皮肤 | 444（89.16%） | 6034（89.49%） | 52 550（88.33%） | 27 357（87.02%） | 12 312（85.68%） | 98 697（87.70%） |
| 减少社会歧视 | 142（28.51%） | 2094（31.05%） | 19 746（33.19%） | 10 780（34.29%） | 4621（32.16%） | 37 383（33.22%） |
| 改善心理状态 | 143（28.71%） | 2383（35.34%） | 22 531（37.87%） | 11 779（37.47%） | 5155（35.87%） | 41 991（37.31%） |
| 降低治疗费用 | 145（29.12%） | 2060（30.55%） | 20 906（35.14%） | 12 126（38.57%） | 5437（37.84%） | 40 674（36.14%） |
| 缓解疼痛或烧灼感 | 112（22.49%） | 1383（20.51%） | 13 415（22.55%） | 8488（27.00%） | 4155（28.91%） | 27 553（24.48%） |
| 减少就医次数或缩短治疗时间 | 135（27.11%） | 2108（31.26%） | 18 709（31.45%） | 10 340（32.89%） | 4793（33.35%） | 36 085（32.07%） |
| 明显减少瘙痒 | 165（33.13%） | 2492（36.96%） | 21 344（35.88%） | 12 279（39.06%） | 5972（41.56%） | 42 252（37.54%） |
| 正常参与社会活动或工作 | 88（17.67%） | 1624（24.08%） | 16 303（27.40%） | 7862（25.01%） | 2774（19.30%） | 28 651（25.46%） |
| 减少药物副作用 | 149（29.92%） | 1918（28.44%） | 16 861（28.34%） | 8910（28.34%） | 3838（26.71%） | 31 676（28.15%） |
| 减少复发 | 179（35.94%） | 2275（33.74%） | 19 740（33.18%） | 10 654（33.89%） | 4743（33.01%） | 37 591（33.40%） |
| 填报人数 | 498 | 6743 | 59 490 | 31 436 | 14 370 | 112 537 |

随着疾病严重程度加剧，对上述治疗目标有诉求的患者比例也增高，充分反映患者饱受疾病的困扰，希望通过有效、方便、性价比高且安全的治疗尽快减轻症状，改善心理状态以及恢复正常生活等愿望。这也是银屑病综合管理希望达成的目标（表2-30）。

表 2-30 银屑病患者治疗目标（疾病严重程度）

| | 轻度（PASI＜3分） | 中度（PASI 3～＜10分） | 重度（PASI≥10分） | 总体 |
|---|---|---|---|---|
| 快速修复皮肤 | 22 631（85.33%） | 36 203（88.27%） | 36 366（88.40%） | 98 697（87.70%） |
| 减少社会歧视 | 6325（23.85%） | 13 679（33.35%） | 16 058（39.03%） | 37 383（33.22%） |
| 改善心理状态 | 7197（27.14%） | 15 121（36.87%） | 18 108（44.02%） | 41 991（37.31%） |
| 降低治疗费用 | 7041（26.55%） | 14 610（35.62%） | 17 643（42.89%） | 40 674（36.14%） |
| 缓解疼痛或烧灼感 | 4532（17.09%） | 9719（23.70%） | 12 366（30.06%） | 27 553（24.48%） |
| 减少就医次数或缩短治疗时间 | 6663（25.12%） | 13 219（32.23%） | 14 987（36.43%） | 36 085（32.07%） |
| 明显减少瘙痒 | 8204（30.93%） | 15 237（37.15%） | 17 241（41.91%） | 42 252（37.54%） |
| 正常参与社会活动或工作 | 4928（18.58%） | 10 012（24.41%） | 12 446（30.25%） | 28 651（25.46%） |
| 减少药物副作用 | 5842（22.03%） | 11 353（27.68%） | 13 304（32.34%） | 31 676（28.15%） |
| 减少复发 | 8000（30.16%） | 13 537（33.01%） | 14 493（35.23%） | 37 591（33.40%） |
| 填报人数 | 26 522 | 41 014 | 41 140 | 112 537 |

各项需求在2020—2023年基本稳定。相较于2020—2021年，2022—2023年减少社会歧视的需求明显增加，降低治疗费用、正常参与社会活动或工作、减少药物副作用的需求略有下降（图2-24）。

## 2.5 中国银屑病患者治疗现状

### 2.5.1 银屑病治疗方案

在填报具体治疗方案的111 560例患者中，超半数的患者在进行局部（外用药）治疗，1/3的患者在进行系统治疗（非生物制剂），1/3的患者在接受生物制

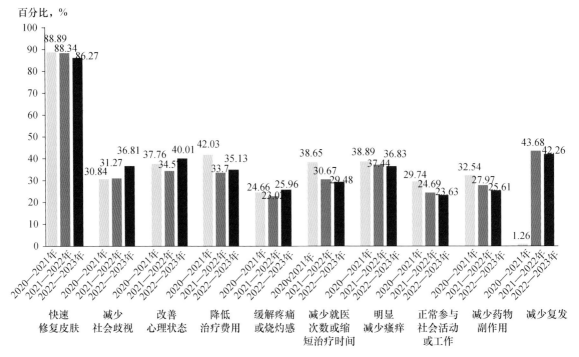

图 2-24 银屑病患者治疗目标变化（2020—2023 年）

剂治疗。在 2020—2023 年间，接受局部治疗和系统治疗（非生物制剂）的患者比例逐年下降，而接受生物制剂治疗的患者比例呈现逐年上升趋势（表 3-31，图 2-25）。

表 2-31　银屑病患者治疗方案变化（2020—2023 年）

| | 2020—2021 年 | 2021—2022 年 | 2022—2023 年 | 总体 |
|---|---|---|---|---|
| 局部治疗 | 16 126（62.64%） | 24 722（54.43%） | 17 913（44.34%） | 58 761（52.67%） |
| 系统治疗（非生物制剂） | 10 240（39.78%） | 15 997（35.22%） | 12 448（30.81%） | 38 685（34.68%） |
| 生物制剂治疗 | 6412（24.91%） | 15 163（33.38%） | 17 354（42.96%） | 38 929（34.90%） |
| 填报人数 | 25 743 | 45 421 | 40 396 | 111 560 |

将生物制剂治疗与传统系统治疗合并为系统治疗进行分析，近年来在国际二分法标准下，适合系统治疗但未接受系统治疗的银屑病患者比例逐年下降（由 30.90% 下降至 24.28%），说明临床上医生依照国际标准给予规范化诊疗方案的意识有所增强（图 2-26）。

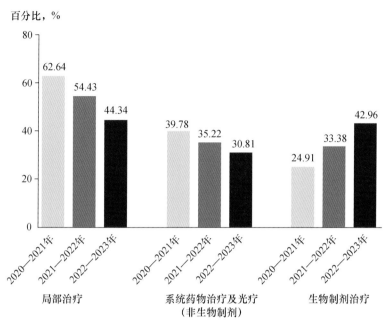

图 2-25　银屑病患者治疗方案变化（2020—2023 年）

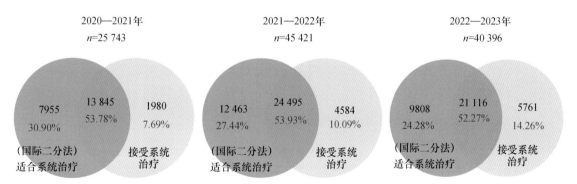

图 2-26　国际二分法标准下适合系统治疗患者与实际治疗情况的交叉（2020—2023 年）

*系统治疗：包括传统系统治疗、光疗、小分子靶向药物治疗、生物制剂治疗

　　不同地区范围相对比，东北地区和华北地区银屑病患者应用系统治疗的比例较高，均在 70% 以上；华南地区、西北地区、华中地区患者应用局部治疗的比例较高，在 60% 左右（图 2-27）。

　　在银屑病的治疗方面，随着生物制剂和小分子靶向药物的不断研发与上市，新时代银屑病治疗的新目标已经成为实现症状和皮损的完全清除或几乎完全清除（PASI 100 或 PASI 90）。国内外已获批用于治疗银屑病的生物制剂包括 TNF-α 抑制剂、IL-12/23 抑制剂、IL-23 抑制剂、IL-17A 抑制剂、IL-

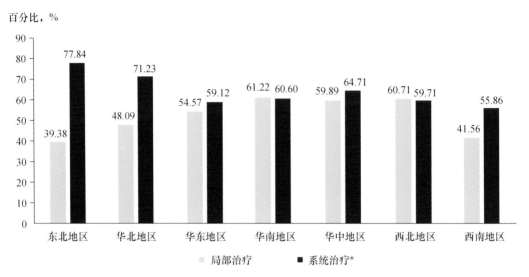

百分比，%

**图 2-27　不同地区银屑病患者治疗方案**

\* 系统治疗：包括传统系统治疗、光疗、小分子靶向药治疗、生物制剂治疗

17RA 抑制剂、IL-17A/F 双靶点抑制剂、IL-36R 抑制剂等多种。值得注意的是，中国银屑病生物制剂的临床应用时间尚短，其长期疗效及安全性仍需进一步观察；我国人群结核病和乙型肝炎患病率较高，应用生物制剂时需要更加关注安全性。此外，随着大量临床试验的顺利完成，许多高质量循证医学证据证实了小分子靶向药物在中国人群中的安全性及有效性，为银屑病的治疗提供了新选择。目前，国内外已获批用于治疗银屑病的小分子靶向药物包括 PDE4 抑制剂、JAK1-3 抑制剂以及 TYK2 抑制剂等。尽管国内银屑病治疗不断进展，但生物制剂和小分子靶向药物可选择的种类和临床应用仍不及国际水准。国际银屑病相关指南多建立在高质量的循证医学证据基础上，因此我国有必要开展多中心的研究获得高质量的循证依据，结合中国国情，从根本上提升指南实用性和时效性。

## 2.5.2 银屑病用药选择

### 2.5.2.1 局部治疗

在接受局部治疗的 56 790 名患者中，使用最多的药物是糖皮质激素（59.45%），其次是维生素 D3 衍生物及维生素 D3/ 糖皮质激素（GCS）复方制剂（45.78%）、保湿 / 润肤剂（30.49%）、其他药物（13.81%）、外用中药（12.08%）、本维莫德

（6.13%）、维A酸类（6.03%）。其他几类药物，包括钙调磷酸酶抑制剂、水杨酸、焦油制剂、蒽三酚，使用比例均在5%以下。

在18岁以下未成年患者中，激素类药物、维生素D3衍生物及维生素D3/GCS复方制剂、维A酸类药物的使用比例均低于成年患者，而钙调磷酸酶抑制剂的使用比例高于成年患者。这一做法说明临床上充分考虑了不同年龄段的用药选择（表2-32，图2-28）。

表2-32　银屑病患者局部治疗用药（年龄）

| | 0～6岁 | 7～18岁 | 19～44岁 | 45～60岁 | ≥61岁 | 总体 |
|---|---|---|---|---|---|---|
| 糖皮质激素 | 170（49.71%） | 2407（55.13%） | 17 236（58.63%） | 9304（60.90%） | 4642（62.69%） | 33 759（59.45%） |
| 维生素D3衍生物 | 105（30.70%） | 1483（33.97%） | 10 611（36.09%） | 5311（34.76%） | 2470（33.36%） | 19 980（35.18%） |
| 维生素D3/GCS复方制剂 | 22（6.43%） | 380（8.70%） | 3304（11.24%） | 1596（10.45%） | 717（9.68%） | 6019（10.60%） |
| 维A酸类 | 11（3.22%） | 196（4.49%） | 1627（5.53%） | 1054（6.90%） | 534（7.21%） | 3422（6.03%） |
| 蒽三酚 | 1（0.29%） | 3（0.07%） | 96（0.33%） | 74（0.48%） | 25（0.34%） | 199（0.35%） |
| 水杨酸 | 4（1.17%） | 66（1.51%） | 774（2.63%） | 507（3.32%） | 212（2.86%） | 1563（2.75%） |
| 焦油制剂 | 7（2.05%） | 93（2.13%） | 546（1.86%） | 308（2.02%） | 144（1.94%） | 1098（1.93%） |
| 保湿/润肤剂 | 84（24.56%） | 1156（26.48%） | 8231（28.00%） | 5183（33.93%） | 2663（35.96%） | 17 317（30.49%） |
| 钙调磷酸酶抑制剂 | 22（6.43%） | 272（6.23%） | 1335（4.54%） | 546（3.57%） | 253（3.42%） | 2428（4.28%） |
| 本维莫德 | 13（3.80%） | 182（4.17%） | 1942（6.61%） | 959（6.28%） | 384（5.19%） | 3480（6.13%） |
| 外用中药 | 40（11.70%） | 522（11.96%） | 3138（10.67%） | 2077（13.60%） | 1081（14.60%） | 6858（12.08%） |
| 其他药物 | 83（24.27%） | 895（20.50%） | 4244（14.44%） | 1802（11.80%） | 821（11.09%） | 7845（13.81%） |
| 填报人数 | 342 | 4366 | 29 400 | 15 277 | 7405 | 56 790 |

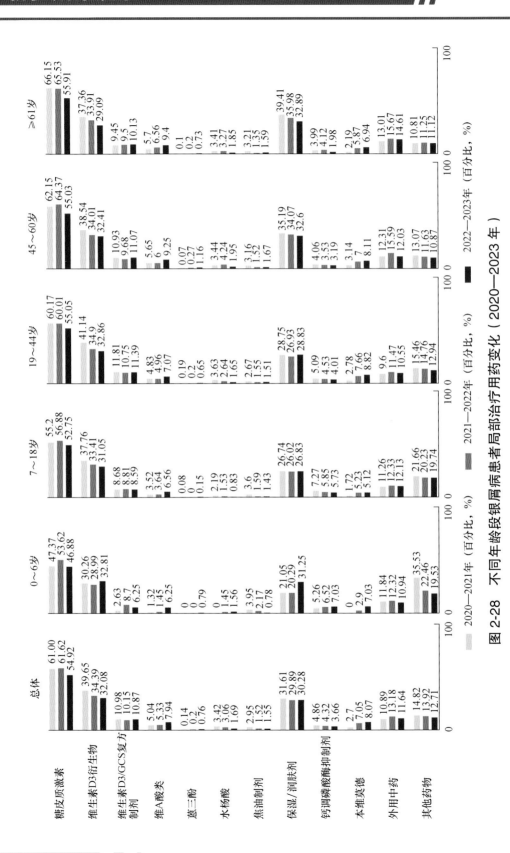

图 2-28  不同年龄段银屑病患者局部治疗用药变化（2020—2023 年）

几种常见外用药物（包括维生素 D3 衍生物、维生素 D3/GCS 复方制剂、钙调磷酸酶抑制剂）的使用占比和病情严重程度（PASI 评分）关联性不明显，但相较于轻度患者，中重度患者应用糖皮质激素的比例高出约 10%，提示在患者病情较重时才更多考虑给予激素类药物进行诱导缓解，临床上的这一做法和患者的治疗目标中对安全性的重视也是吻合的（表 2-33，图 2-29）。

表 2-33　银屑病患者局部治疗用药（疾病严重程度）

| | 轻度（PASI < 3 分） | 中度（PASI 3～< 10 分） | 重度（PASI ≥ 10 分） | 总体 |
|---|---|---|---|---|
| 糖皮质激素 | 8531（53.57%） | 13 731（61.27%） | 10 936（62.32%） | 33 759（59.45%） |
| 维生素 D3 衍生物 | 5278（33.14%） | 8176（36.48%） | 6355（36.21%） | 19 980（35.18%） |
| 维生素 D3/GCS 复方制剂 | 1746（10.96%） | 2485（11.09%） | 1654（9.43%） | 6019（10.60%） |
| 维 A 酸类 | 675（4.24%） | 1342（5.99%） | 1373（7.82%） | 3422（6.03%） |
| 蒽三酚 | 98（0.62%） | 62（0.28%） | 37（0.21%） | 199（0.35%） |
| 水杨酸 | 349（2.19%） | 550（2.45%） | 462（2.63%） | 1563（2.75%） |
| 焦油制剂 | 337（2.12%） | 372（1.66%） | 383（2.18%） | 1098（1.93%） |
| 保湿 / 润肤剂 | 3076（19.31%） | 6398（28.55%） | 7477（42.61%） | 17 317（30.49%） |
| 钙调磷酸酶抑制剂 | 733（4.60%） | 978（4.36%） | 705（4.02%） | 2428（4.28%） |
| 本维莫德 | 1180（7.41%） | 1548（6.91%） | 724（4.13%） | 3480（6.13%） |
| 外用中药 | 1391（8.73%） | 2370（10.58%） | 2762（15.74%） | 6858（12.08%） |
| 其他药物 | 2662（16.71%） | 2818（12.57%） | 2260（12.88%） | 7845（13.81%） |
| 填报人数 | 15 926 | 22 410 | 17 548 | 56 790 |

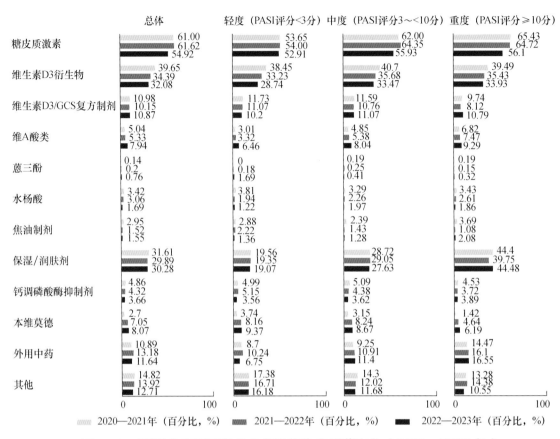

图 2-29 不同疾病严重程度患者局部治疗用药变化（2020—2023 年）

## 2.5.2.2 系统治疗（非生物制剂）

### 2.5.2.2.1 传统系统治疗

在接受系统治疗（非生物制剂）的 35 986 名患者中，约有 32.91% 的患者在口服中药治疗，维 A 酸类药物、甲氨蝶呤、环孢素的使用比例较高，分别为 19.00%、10.71%、4.64%，而使用来氟米特的比例较低，为 0.71%。此外，有 34.02% 的患者在使用当前所列各类常用药之外的药物进行系统治疗。

维 A 酸类药物的使用比例总体呈现出随年龄增长而升高的趋势，这可能与对该药物安全性的考量相关（如该药存在皮肤干燥脱屑、肝肾功能损害、生殖畸形等副作用，男女育龄患者尤其女性患者需要慎用）。甲氨蝶呤是已经在临床使用了很长时间的免疫抑制药物，成年患者中的使用占比约是未成年患者的 3 倍。使用时需考虑其副作用（如消化道损害、白细胞降低甚至骨髓抑制），并需要密切监控和随访，这一定程度上限制了医生使用该药的意愿。环孢素和来氟米特均为免疫抑制剂，环孢素在各年龄组使用占比差异不大，一般用于较重的病情；来氟米特各年龄段使用均不足1%，这两种药物除了容易造成过度免疫抑制引起感染之外，还可能有肝肾功能损害的副作用，目前临床上较少用于治疗银屑病。口服中药和其他药物的使用在各年龄组占比都较高，这可能和国情有关。总之，与局部治疗一样，系统治疗的有效性和安全性对于银屑病患者至关重要（表2-34，图2-30）。

**表2-34　银屑病患者传统系统治疗用药（年龄）**

| | 0～6岁 | 7～18岁 | 19～44岁 | 45～60岁 | ≥61岁 | 总体 |
|---|---|---|---|---|---|---|
| 环孢素 | 7（4.07%） | 81（3.18%） | 777（4.34%） | 549（5.32%） | 256（5.09%） | 1670（4.64%） |
| 甲氨蝶呤 | 8（4.65%） | 122（4.79%） | 1795（10.02%） | 1311（12.70%） | 618（12.29%） | 3854（10.71%） |
| 维A酸类 | 13（7.56%） | 253（9.94%） | 3156（17.62%） | 2202（21.32%） | 1213（24.12%） | 6837（19.00%） |
| 来氟米特 | 0（0.00%） | 9（0.35%） | 123（0.69%） | 84（0.81%） | 41（0.82%） | 257（0.71%） |
| 口服中药 | 65（37.79%） | 1096（43.05%） | 6110（34.11%） | 3110（30.12%） | 1463（29.09%） | 11 844（32.91%） |
| 其他药物 | 91（52.91%） | 1141（44.82%） | 6180（34.50%） | 3310（32.06%） | 1519（30.20%） | 12 241（34.02%） |
| 填报人数 | 172 | 2546 | 17 912 | 10 326 | 5030 | 35 986 |

维A酸类、甲氨蝶呤这几类最常用的银屑病治疗药物的使用占比随疾病严重程度的加剧而升高（表2-35，图2-31）。

### 2.5.2.2.2 物理治疗（光疗）

光疗是银屑病患者最常用的非药物治疗手段之一，在接受系统治疗（非生物制剂）的35 986名患者中，目前约有33.59%的患者在接受光疗。从患者年龄分布上来看，光疗的使用比例呈现出随年龄增长而增高的趋势。光疗在成年患者（19～61岁及以上）中使用占比最高，在19～44岁、45～60岁、61岁及以

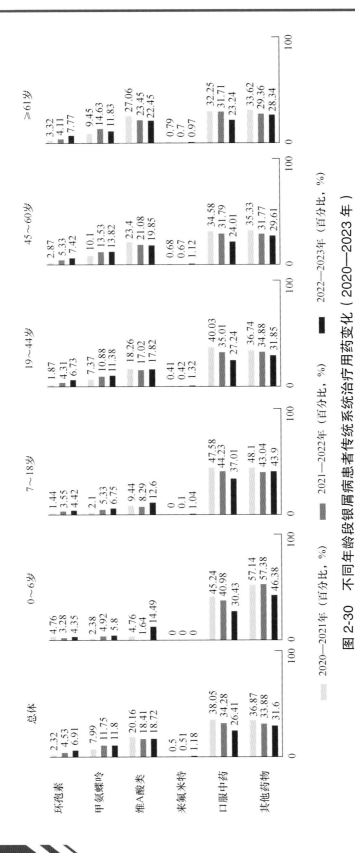

图 2-30 不同年龄段银屑病患者传统系统治疗用药变化（2020—2023 年）

表 2-35 银屑病患者系统治疗（疾病严重程度）

| | 轻度（PASI评分<3分） | 中度（PASI评分3～<10分） | 重度（PASI评分≥10分） | 总体 |
|---|---|---|---|---|
| 环孢素 | 350（4.87%） | 595（4.12%） | 712（5.18%） | 1670（4.64%） |
| 甲氨蝶呤 | 518（7.21%） | 1587（10.98%） | 1702（12.37%） | 3854（10.71%） |
| 维A酸类 | 852（11.86%） | 2750（19.02%） | 3169（23.04%） | 6837（19.00%） |
| 来氟米特 | 55（0.77%） | 102（0.71%） | 100（0.73%） | 257（0.71%） |
| 口服中药 | 2757（38.38%） | 4885（33.79%） | 3826（27.81%） | 11 844（32.91%） |
| 其他药物 | 2717（37.83%） | 4939（34.16%） | 4477（32.55%） | 12 241（34.02%） |
| 填报人数 | 7183 | 14 459 | 13 756 | 35 986 |

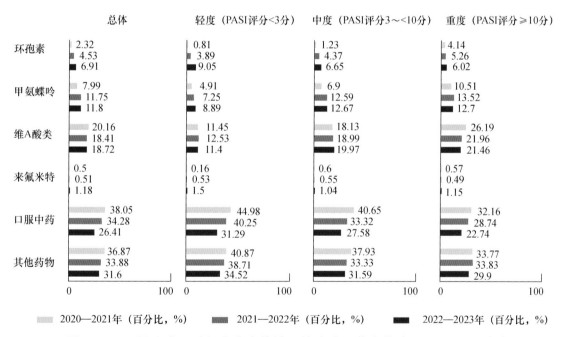

图 2-31 不同疾病严重程度患者传统系统治疗用药变化（2020—2023 年）

上年龄段中的占比分别为 32.50%、34.96%、37.61%，高于 7～18 岁年龄段的 28.75%，和 0～6 岁年龄段的 19.77%。光疗的使用占比也随疾病严重程度的加剧而升高。在病情严重程度为轻度、中度、重度的患者中，光疗的使用比例分别为 20.10%、29.19%、44.93%。

### 2.5.2.2.3 小分子靶向药物治疗

当前，在接受系统治疗（非生物制剂）的 35 986 名患者中，小分子靶向药物的应用比例较低，约为 0.59%。在各年龄段中，19～44 岁患者应用小分子靶向药物的比例最高，达 0.72%，其次是 61 岁及以上年龄段（0.54%）、45～60 岁年龄段（0.45%）和 7～18 岁年龄段（0.43%）。小分子靶向药物在 0～6 岁患者中未得到应用。从疾病严重程度上看，病情为轻度、中度、重度患者中小分子靶向药物应用比例分别为 0.90%、0.62%、0.42%。

### 2.5.2.3 生物制剂治疗

#### 2.5.2.3.1 生物制剂使用情况

在 2020—2023 年，共 38 860 例患者接受了生物制剂治疗，其中，临床上应用 IL-17A 抑制剂的比例最高，达 89.16%（$n=34\ 399$ 例），其次是 TNF-α 抑制剂（7.42%，$n=2862$ 例），IL-12/23 抑制剂/IL-23 抑制剂（3.42%，$n=1321$ 例）（图 2-32）。

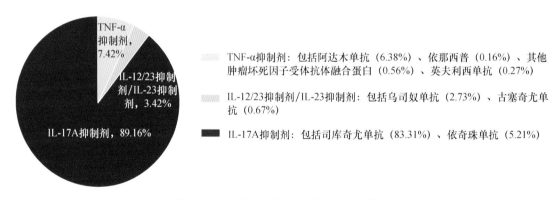

图 2-32　生物制剂使用总体分布情况

具体到药物品种，使用司库奇尤单抗的比例最高（83.31%），其次是阿达木单抗（6.38%）、依奇珠单抗（5.21%）、乌司奴单抗（2.73%）。其他各类生物制剂，包括古塞奇尤单抗、其他肿瘤坏死因子受体抗体融合蛋白、英夫利西单抗、依那西普及其他药，使用比例均在 1% 以下。

司库奇尤单抗和阿达木单抗在 18 岁以下年龄段未成年患者中的使用占比均略高于成年患者，依奇珠单抗在成年患者中的使用占比则高于未成年患者。其他各类生物制剂的使用未见明显的年龄规律（表2-36，图2-33）。

表2-36　银屑病患者生物制剂使用情况（年龄）

| | 0~6岁 | 7~18岁 | 19~44岁 | 45~60岁 | ≥61岁 | 总体 |
|---|---|---|---|---|---|---|
| 阿达木单抗 | 9（10.00%） | 121（8.74%） | 1296（6.20%） | 745（6.43%） | 308（6.28%） | 2479（6.38%） |
| 依那西普 | 0（0.00%） | 1（0.07%） | 32（0.15%） | 15（0.13%） | 14（0.29%） | 62（0.16%） |
| 其他肿瘤坏死因子受体抗体融合蛋白 | 0（0.00%） | 4（0.29%） | 92（0.44%） | 81（0.70%） | 39（0.80%） | 216（0.56%） |
| 英夫利西单抗 | 0（0.00%） | 1（0.07%） | 53（0.25%） | 39（0.34%） | 12（0.24%） | 105（0.27%） |
| 乌司奴单抗 | 2（2.22%） | 21（1.52%） | 630（3.01%） | 302（2.61%） | 107（2.18%） | 1062（2.73%） |
| 司库奇尤单抗 | 77（85.56%） | 1194（86.27%） | 17 364（83.07%） | 9647（83.29%） | 4094（83.53%） | 32 376（83.31%） |
| 依奇珠单抗 | 2（2.22%） | 31（2.24%） | 1145（5.48%） | 598（5.16%） | 247（5.04%） | 2023（5.21%） |
| 古塞奇尤单抗 | 0（0.00%） | 3（0.22%） | 144（0.69%） | 77（0.66%） | 35（0.71%） | 259（0.67%） |
| 其他药物 | 0（0.00%） | 8（0.58%） | 146（0.70%） | 79（0.68%） | 45（0.92%） | 278（0.72%） |
| 填报人数 | 90 | 1384 | 20 902 | 11 583 | 4901 | 38 860 |

　　根据疾病严重程度来分析，司库奇尤单抗在重度患者中的使用比例略高于轻度患者，而阿达木单抗在轻度患者中的使用比例高于重度患者。其他各类生物制剂在不同疾病严重程度患者中的使用比例基本持平。迄今中国批准的生物制剂适应证都是重度银屑病，有相当轻度患者使用了生物制剂反映出规范用药方面还存在一定问题。然而伴随生物制剂价格、可及性以及品种越来越多，轻中度患者使用生物制剂是否获益多于弊端，以及从卫生经济学视角看是否合适，还需要进一步开展临床研究（表2-37）。

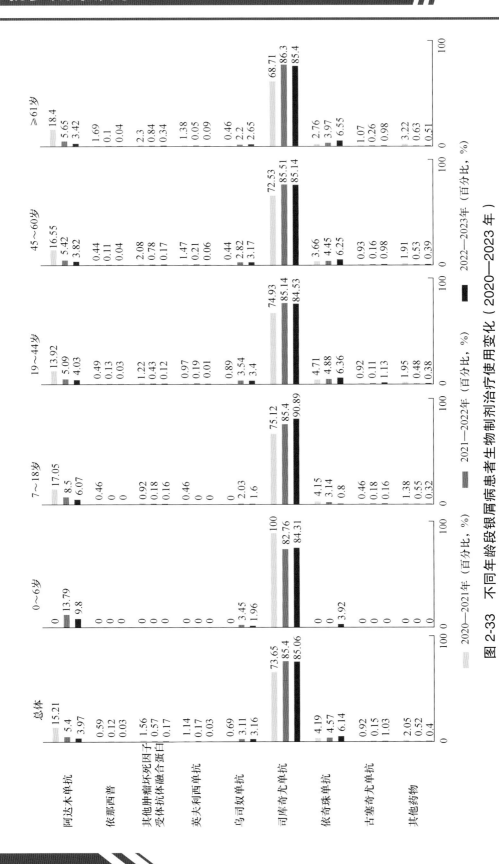

图 2-33 不同年龄段银屑病患者生物制剂治疗使用变化（2020—2023 年）

表 2-37　银屑病患者生物制剂使用情况（疾病严重程度）

| | 轻度（PASI 评分 <3 分） | 中度（PASI 评分 3～<10 分） | 重度（PASI 评分 ≥10 分） | 总体 |
|---|---|---|---|---|
| 阿达木单抗 | 460（7.60%） | 815（6.72%） | 1160（5.84%） | 2479（6.38%） |
| 依那西普 | 14（0.23%） | 19（0.16%） | 28（0.14%） | 62（0.16%） |
| 其他肿瘤坏死因子受体抗体融合蛋白 | 28（0.46%） | 78（0.64%） | 106（0.53%） | 216（0.56%） |
| 英夫利西单抗 | 29（0.48%） | 26（0.21%） | 42（0.21%） | 105（0.27%） |
| 乌司奴单抗 | 168（2.78%） | 341（2.81%） | 506（2.55%） | 1062（2.73%） |
| 司库奇尤单抗 | 4916（81.20%） | 10 014（82.60%） | 16 801（84.60%） | 32 376（83.31%） |
| 依奇珠单抗 | 350（5.78%） | 637（5.25%） | 993（5.00%） | 2023（5.21%） |
| 古塞奇尤单抗 | 39（0.64%） | 100（0.82%） | 109（0.55%） | 259（0.67%） |
| 其他药物 | 50（0.83%） | 94（0.78%） | 115（0.58%） | 278（0.72%） |
| 填报人数 | 6054 | 12 124 | 19 860 | 38 860 |

在 2020—2023 年间，IL-17A 抑制剂类生物制剂的应用比例呈现逐年上升的趋势。2020—2021 年，司库奇尤单抗的使用比例在 67%～77% 之间，2022—2023 年时已上升至 83%～86%。依奇珠单抗的使用比例也由 3%～5% 的水平增长至 5%～6%，使用率在重度患者中增长幅度最大（图 2-34）。

国内外已获批用于治疗银屑病的生物制剂包括 TNF-α 抑制剂、IL-12/23 抑制剂、IL-23 抑制剂、IL-17A 抑制剂、IL-17RA 抑制剂、IL-17A/F 双靶点抑制剂、IL-36R 抑制剂等多种（详见 1.3.2.4）。值得注意的是，中国银屑病生物制剂的临床应用时间尚短，其长期疗效及安全性仍需进一步观察；我国人群结核病和乙型肝炎患病率较高，应用生物制剂时需要更加关注安全性。目前生物制剂在我国正式获批的适应证大多为中重度斑块型银屑病，当患者的病情需要接受系统治疗时，特别是接受光疗或传统系统治疗无效、失效或无法耐受且生活质量受到明显影响时，可考虑应用生物制剂。其他类型银屑病参考国外适应证批准情况及国内外临床经验。PsA 对患者生活质量影响大，不及时控制有可能致畸、致残，建议积极考虑应用生物制剂；脓疱型和红皮病型银屑病如需使用生物制剂，可根据患者具体情况综合评估，权衡利弊做出选择。在治疗前应与患者和（或）其监护人

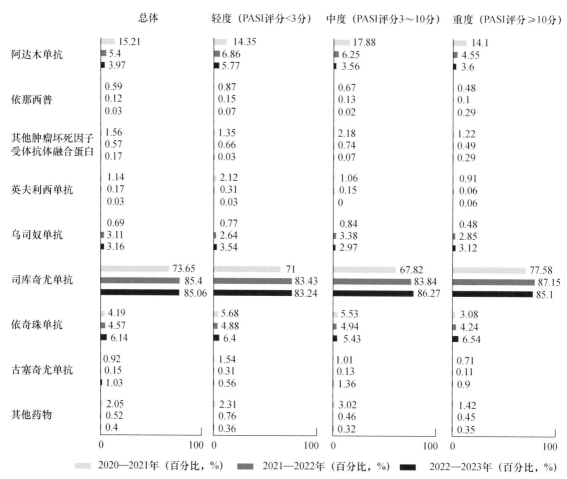

图 2-34　不同疾病严重程度患者生物制剂使用变化（2020—2023 年）

进行充分沟通并取得其知情同意。

### 2.5.2.3.2 生物制剂应用分布

我国目前使用生物制剂治疗的患者，以 IL-17A 抑制剂类生物制剂为主。就不同地区范围相比，华南地区、华中地区、东北地区应用比例更高（图 2-35）。

## 2.6 中国银屑病患者治疗预后

在总数据库中抽取 10 119 例初诊首次启动生物制剂治疗或甲氨蝶呤治疗的重度银屑病患者（PASI 评分 ≥ 10）的随访数据，对不同药物治疗手段下 2 周、

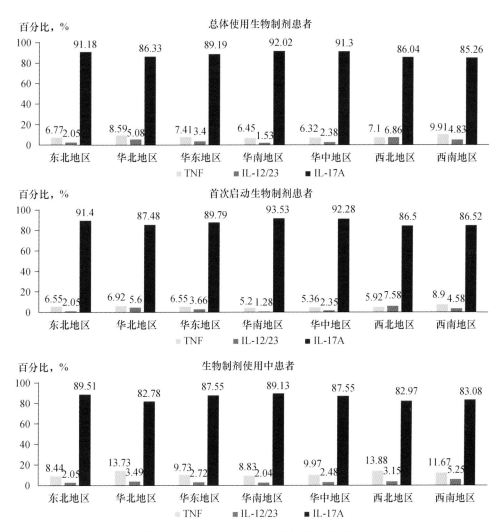

图 2-35　不同地区生物制剂应用情况

4 周、6 周、8 周、10 周后 PASI 评分变化情况进行分析。结果显示，用药 10 周后，三类生物制剂治疗下 PASI 50、PASI 75、PASI 90 的达标率均高于甲氨蝶呤（MTX）（图 2-36）。

## 2.7 研究的局限性与展望

### 1. 局限性

本研究中，斑块型银屑病患者比例略高于既往报道，这可能与斑块型银屑

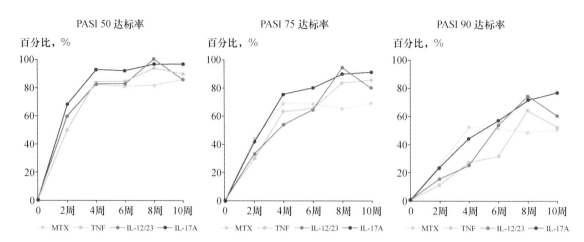

图 2-36 不同药物治疗方案下重度银屑病患者预后情况对比

病更容易被明确诊断有关；同时，本研究中重度银屑病患者比例亦高于既往报道，可能与本研究主要在三甲大型医院进行、这部分患者的录入配合度更高有关。尽管本研究未能达到银屑病患者的连续入组，导致出现如上所述的研究人群偏倚，但由于研究样本量已达到 12 万例之广，基本可以代表我国真实世界的情况。

2. 展望

（1）由于目前的纳入人群存在偏倚，未来可将目前入组人群构成与各单位 HIS 系统对比，探索各中心银屑病患者的构成情况。

（2）随着银屑病治疗的不断更新，数据库也将纳入更多治疗新进展的数据，包括对小分子靶向药的使用及疗效调研。

（3）随访数据需要加强，建立标准化数据库。

## 参考文献

[1] 国家统计局. 中国统计年鉴 [M]. 北京：中国统计出版社，2022.

[2] 中华医学会皮肤性病学分会银屑病专业委员会. 中国银屑病诊疗指南（2023 版）[J]. 中华皮肤科杂志，2023，56（7）：573-625.

[3] Song HJ, Park CJ, Kim TY, et al. The clinical profile of patients with psoriasis in Korea：A Nationwide Cross-Sectional Study（EPI-PSODE）[J]. Ann Dermatol, 2017, 29（4）：462-470.

[4] Norlin JM, Calara PS, Persson U, et al. Real-world outcomes in 2646 psoriasis patients：one in five has PASI ≥ 10 and/or DLQI ≥ 10 under ongoing systemic therapy [J]. J Dermatolog Treat, 2017, 28（6）：500-504.

[5] Purzycka-Bohdan D, Kisielnicka A, Zabłotna M, et al. Chronic plaque psoriasis in Poland：

disease severity, prevalence of comorbidities, and quality of life [ J ] . J Clin Med, 2022, 11 ( 5 ): 1254.

[ 6 ] Bonifati C, Graceffa D, Lora V, et al. Clinical characteristics and systemic therapies administered to first-time patients at a tertiary psoriasis outpatient clinic [ J ] . G Ital Dermatol Venereol, 2016, 151 ( 6 ): 596-602.

[ 7 ] Bardazzi F, Tengattini V, Rucci P, et al. Socio-economic status and severity of plaque psoriasis: a cross-sectional study in the metropolitan city of Bologna [ J ] . Eur J Dermatol, 2019, 29 ( 2 ): 197-202.

[ 8 ] Strober B, Ryan C, van de Kerkhof, et al. Recategorization of psoriasis severity: Delphi consensus from the International Psoriasis Council [ J ] . J Am Acad Dermatol, 2020, 82 ( 1 ): 117-122.

# CHAPTER 3

## 银屑病规范化诊疗中心发展阶段性成果总结

## 3.1 项目背景及立项过程

2019 年 5 月 24 日科学技术部、国家卫生健康委、中央军委后勤保障部、国家药品监督管理局联合发布文件（国科发社〔2019〕177 号），正式认定第四批国家临床医学研究中心。北京大学第一医院皮肤科作为唯一被公示的皮肤科领域单位，正式获批成为国家皮肤与免疫疾病临床医学研究中心（下简称"国家中心"）。

根据《科技部国家卫生计生委军委后勤保障部食品药品监管总局关于印发〈国家临床医学研究中心五年（2017—2021 年）发展规划〉等 3 份文件的通知》（国科发社〔2017〕204 号）和《科技部办公厅卫生健康委办公厅军委后勤保障部办公厅药监局综合司印发〈关于规范国家临床医学研究中心分中心建设的指导意见〉的通知》（国科办社〔2019〕107 号），为加强皮肤病学科技创新体系建设，优化皮肤科临床医学研究组织模式，加快推进皮肤科领域技术创新和成果转化，推进国家皮肤疾病临床医学研究创新网络建设，国家皮肤与免疫疾病临床医学研究中心（依托单位：北京大学第一医院）已于 2020 年 8 月正式启动第一个全国协作项目——银屑病规范化诊疗中心暨银屑病诊治真实世界大数据采集平台的建设（图 3-1）。

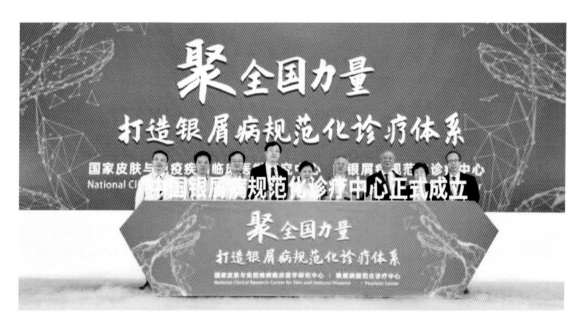

图 3-1　第三届皮肤科可持续快速发展北大高峰论坛上正式发起"银屑病规范化诊疗中心暨银屑病诊治真实世界大数据采集平台"项目

银屑病规范化诊疗中心（下简称"诊疗中心"）的目标是促进银屑病的规范化治疗，从而提高中国银屑病诊疗水平。诊疗中心将通过以下 3 大措施实现目标：①普及银屑病的标准化诊疗流程，升级银屑病慢病管理体系；②建立中国银屑病病例数据库用于临床医学研究；③通过疑难病会诊和多维度教学提高中国银屑病诊疗临床医学研究水平。

## 3.2 项目开展过程及阶段性成果

诊疗中心自 2020 年 8 月 29 日第三届皮肤科可持续快速发展北大高峰论坛上正式启动以来，历经五届总结发展大会，实现了科研项目的开放、医联体的形成、质控联盟的启动，已然跨越多个里程碑（图 3-2），在中心建设、科研发展、

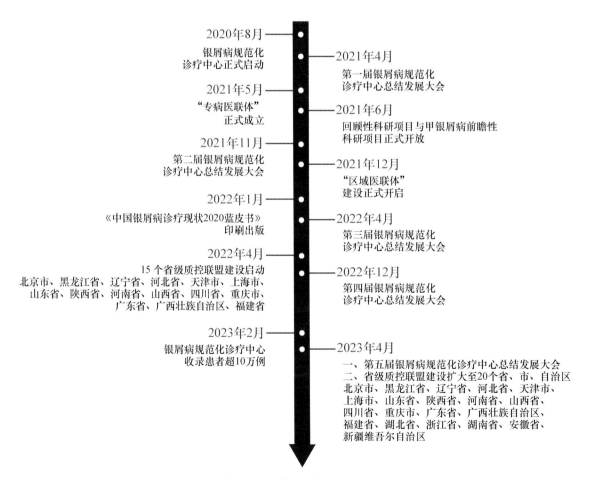

图 3-2　银屑病规范化诊疗中心发展历程

质控加强方面均取得优良成果。

2021 年 4 月 17 日第一届银屑病规范化诊疗中心总结发展大会开展，首批 49 家医院被正式认证为"银屑病规范化诊疗中心"并予以授牌。经过 3 年的发展，诊疗中心的认证医院或医联体数目不断增多，呈星火燎原之势。截至 2023 年底，诊疗中心一共开展了五届总结发展大会，合计对五批次示范中心单位、五批次中心单位、四批次医联体进行授牌。现诊疗中心拥有 1229 家项目医院，其中通过认证的医院总数高达 670 家，覆盖全国 30 省级行政区，遍布西藏、台湾、香港、澳门外所有省级行政区。高覆盖率的诊疗中心建设，为普及银屑病的标准化诊疗流程、升级银屑病慢病管理体系奠定稳固的基石。

2021 年 6 月，银屑病诊治真实世界数据库临床研究回顾性科研项目与甲银屑病前瞻性科研项目正式开放。截至 2023 年 12 月 31 日，数据平台已经累计入组 145 437 例银屑病患者（图 3-3），大数据不断丰富我国真实世界数据，为科研开展赋予极大便利。

在高质量银屑病诊治真实世界数据库的基础上，《中国银屑病诊疗现状 2020 蓝皮书》得以发布，为规范化银屑病诊疗做出重大贡献；63 个回顾性临床研究课题通过评审，累计发放数据回顾性研究 223 097 例，充分发挥临床高通量大数据的优势；甲银屑病前瞻性科研项目已纳入 48 家单位，录入 1429 例病例，为寻求高质量强证据打下坚实基础。截至 2024 年 3 月，基于真实世界数据库的临床研究已发表 13 篇文章（表 3-1），发表的期刊中不乏 *JAMA Network Open*（IF

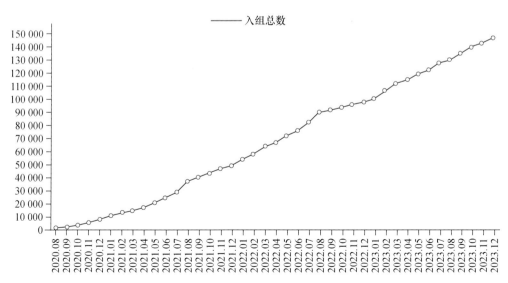

**图 3-3　银屑病规范化诊疗中心数据库录入患者数（截至 2023 年 12 月 31 日）**

表3-1　银屑病诊治真实世界数据库临床研究回顾性科研项目已发表文章

| 课题名称 | 医院 | 申请者 | 发表杂志 | IF |
|---|---|---|---|---|
| 银屑病皮损的治疗与预后相关性的前瞻性研究 | 北京大学第一医院 | 李航 | *JAMA Network Open* | 13.353 |
| 甲银屑病临床特征与诊疗现状的观察性研究 | 北京大学第一医院 | 李若瑜 | *J Eur Acad Dermatol Venereol* | 9.2 |
| 对中国银屑病诊断和治疗现状的研究 | 北京大学第一医院 | 王明悦 | *Chinese Medical Journal* | 6.1 |
| 吸烟与银屑病严重程度关联性研究 | 上海市皮肤病医院 | 位磊 | *Frontier in Medicine* | 5.508 |
| 分析老年银屑病患者临床表现及流行病学特点并评估发病年龄对共病影响 | 北京大学深圳医院 | 陈朝丰 | *Dermatology* | 5.366 |
| 银屑病患者治疗需求及其影响因素的横断面研究 | 苏州大学第一附属医院 | 周乃慧 | Indian Journal of Dermatology | 1.7 |
| 甲银眉病临床特征与诊疗现状的观察性研究 | 北京大学第一医院 | 李若瑜 | 《中华皮肤科杂志》 | 1.021 |
| 对生物制剂治疗抵抗的银屑病难治部位分布及影响因素分析 | 北京积水潭医院 | 王玲艳 | 《中华皮肤科杂志》 | 1.021 |
| 基于 PEST 对中国银屑病数据库中关节病型银屑病的基本情况分析 | 武汉市第一医院 | 夏萍 | 《中华皮肤科杂志》 | 1.021 |
| 寻常型银屑病与血脂异常的相关性研究 | 福建医科大学附属第一医院 | 纪超 | 《中华皮肤科杂志》 | 1.021 |
| 银屑病生物制剂治疗中结核感染分析 | 常德市第一人民医院 | 游霞 | 《皮肤性病诊疗学杂志》 | 0.9 |
| 不同类型银屑病的发病年龄、影响因素及合并症的临床研究 | 河南省人民医院 | 刘鸿伟 | 《中国皮肤性病学杂志》 | 0.657 |
| 寻常型银屑病患者中西医结合治疗的临床回顾性研究 | 齐齐哈尔市中医医院 | 孙莹 | 《医药与卫生》 | — |

= 13.353）、*J Eur Acad Dermatol Venereol*（IF = 9.2）、*Chinese Medical Journal*（IF = 6.1）、*The Journal of Dermatology*（IF = 3.1）等国内外知名杂志。

　　伴随常态化工作的推进以及专病医联体的成立，诊疗中心建设规模日益壮大。2022年4月，为保障银屑病规范化诊疗中心工作的持续改进及真实世界大数据的真实有效性，银屑病规范化诊疗中心省级质控联盟正式成立。诊疗中心按照"国家中心——省级质控联盟——授牌医院"三级质控方案（图3-4），有序推

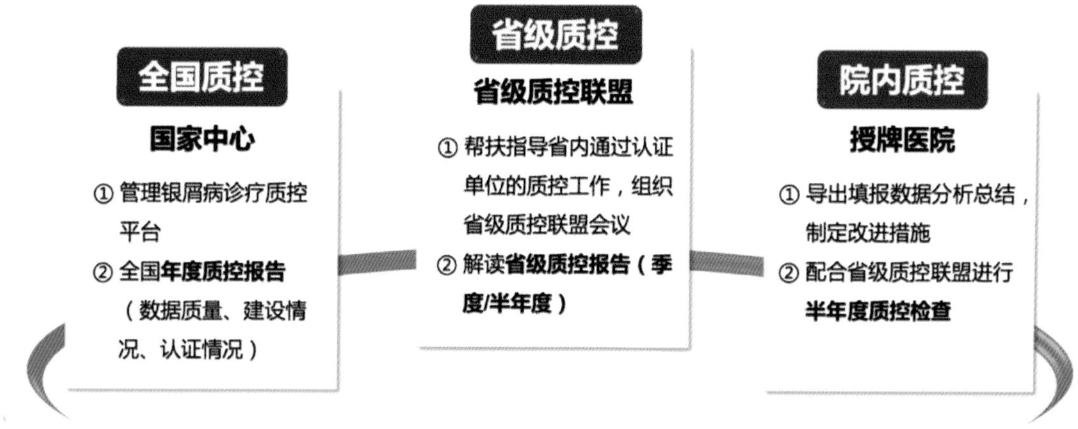

全国质控
国家中心
① 管理银屑病诊疗质控平台
② 全国年度质控报告（数据质量、建设情况、认证情况）
省级质控
省级质控联盟
① 帮扶指导省内通过认证单位的质控工作，组织省级质控联盟会议
② 解读省级质控报告（季度/半年度）
院内质控
授牌医院
① 导出填报数据分析总结，制定改进措施
② 配合省级质控联盟进行半年度质控检查

图 3-4　银屑病规范化诊疗中心三级质控方案

进银屑病诊疗评估及质控指标建立工作，包括发布《银屑病诊疗中心质控指导原则》、打造银屑病规范化诊疗样板间等。

截至 2023 年底，银屑病规范化诊疗中心已举办省级质控会议 60 余场（图 3-5），在推动银屑病诊疗均质化管理、提升数据采集质量、帮助项目参与单位建立和完善相关运行机制与规章制度等方面取得明显进展。

安徽
河南
湖北
湖南
江苏
讨论及分享
内蒙古
银屑病规范化诊疗中心
内蒙古自治区省级质控联盟正式成立
陕西
银屑病规范化诊疗中心
遂宁区域医联体启动仪式
四川
天津

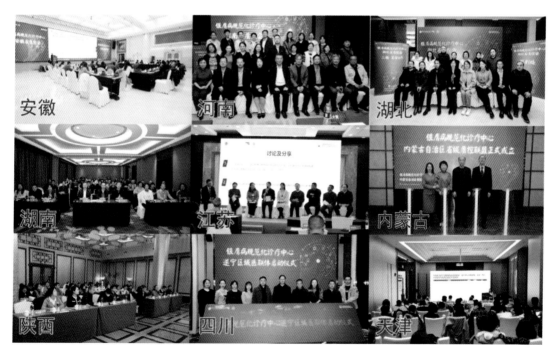

图 3-5　银屑病规范化诊疗中心省级质控会议（部分）

在未来，银屑病规范化诊疗中心将一如既往地致力于推动银屑病规范化诊疗，提高中国银屑病诊疗水平以及科研成果建设，积极推进项目实施，遵循共建、共享、共赢的原则，从临床质控、研究成果转化和规范化诊治等多方面着手，戮力同心再谱银屑病治疗新篇章，为实现健康中国远景目标做出贡献。

## 3.3 项目培训及建设经验分享

为指导诊疗中心建设，推动银屑病规范化诊疗落地，以进一步提升银屑病诊疗水平和推动诊疗均质化，本项目通过诊疗中心公众号和会议相结合的方式，开展了丰富多彩的培训活动，对所有申请单位进行项目培训，帮助各参与单位更加系统全面了解项目背景及更好开展数据库录入工作。

在认证核查方面，为了帮助各申请单位做好线上认证申请及线下抽查准备工作，本项目开展了多场培训会。在前后五批次认证工作的过程中，诊疗中心举办核查会议超 500 次（图 3-6），大大提高了各项目医院的质控能力。

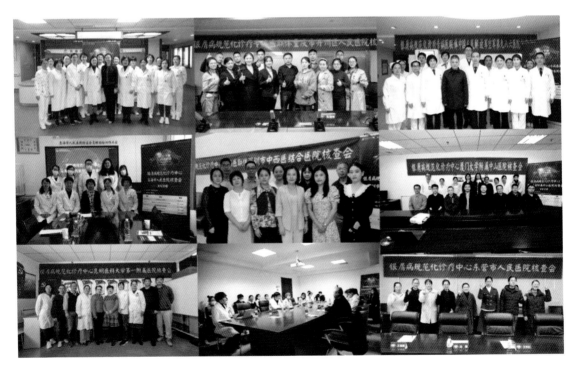

图 3-6　银屑病规范化诊疗中心认证核查会议（部分）

2021年5月，为进一步推动银屑病诊疗均质化，提高临床实践能力，中心启动了"专病医联体"建设项目。截至2023年底，全国共计783家单位申请加入"专病医联体"建设，其中353家通过认证。通过开展区域城市会及线上线下专病医生培训会议培养了银屑病专病诊治人才，有效提升了皮肤科医生银屑病规范化诊疗水平。同时，更多区域的患者也通过银屑病患者诊疗绿色通道的建立，获得了及时、规范的诊疗。

2021年7月，专病医联体建设单位正式启用银屑病专诊小程序，用于银屑病患者管理。在全国皮肤科医疗单位的协作努力下，截至2023年12月31日，已累计管理56 983名银屑病患者。专诊小程序的开发与普及，推进了银屑病诊治的规范化与均质化。

2021年12月，区域医联体建设正式开启，形成"示范中心、中心单位及专病医联体"高效联动的发展模式，带动全国各级各类医疗卫生机构银屑病诊疗能力建设，打破不同医疗机构相对独立、缺乏合作的局面，推进全国皮肤科医疗卫生资源整合和优化调配，进而促进基层银屑病服务体系建设。

## 3.4 数据应用办法及前景

本项目秉持科学、共建、共享的原则，在项目框架下，签署伦理审查联盟协议，多中心协作采集银屑病诊治真实世界大数据，并充分利用数据开展临床研究，可为各类研究提供科研数据支持，例如队列研究、病例对照研究、横断面研究、病例系列报道等。依据银屑病规范化诊疗中心管理办法，所有项目参与单位均可按照使用原则获取平台数据开展临床研究。所产生的研究论文和成果将有助于推动银屑病领域科研水平发展，提高我国银屑病学术地位。

银屑病规范化诊疗中心临床大数据采集平台管理目标：①建立银屑病规范化诊疗中心共享数据中心；②实现银屑病规范化诊疗中心临床信息规范性采集；③维护银屑病规范化诊疗中心信息的完整性和真实性；④实现银屑病规范化诊疗中心临床数据对参与单位的共享；⑤提供银屑病循证科研数据支持。

数据平台功能包括：病例数据直报；科研数据支持；科研共享数据管理和监控；科研成果展示。

科研数据支持类型：①观察性研究：在自然状态下对研究对象的特征进行观察、记录，并对结果进行描述和对比分析；②前瞻性队列研究：提供前瞻性数据

（即未来数据）查询、下载，研究人员可获得课题所设起止时间内，平台所收集的符合研究条件的病例数据；③回顾性研究：提供回顾性数据（即平台已有数据）查询、下载，研究人员可获得课题所设起止时间内，平台所收集的符合研究条件的病例数据。

科研共享数据管理和监控原则：①权限管理：管理系统提供基于角色的访问控制机制，可以灵活地定义角色、用户和相应的权限，保证数据访问的安全，只有相关授权的用户，才可以进行对应的管理操作；②数据库存储：系统将自动保存录入数据；③数据监控：系统将根据权限和操作原则对访问用户操作进行监控；④数据隐私保护：共享数据隐去患者姓名、电话、地址、工作单位、身份证号等身份信息，所有访问者均无权查阅；图片需遮盖患者面部可识别特征，如无面部受累则不得暴露面部，如面部受累，则应遮挡眼睛；遮挡身体特殊印记，如文身、胎记等，以保护患者隐私。

科研成果展示原则：平台将公示依据平台数据发表的科研论文；科研论文需说明数据来源；科研论文需说明相关科研课题。银屑病规范化诊疗中心将致力于推动银屑病规范化诊疗，提高中国银屑病诊疗水平以及科研成果建设，积极推进项目实施，从而为实现"健康中国"远景目标做出贡献。

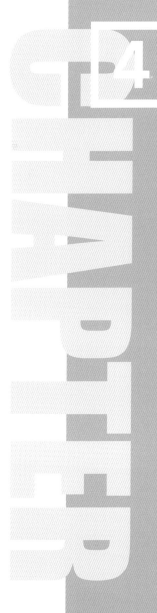

# 4 银屑病规范化诊疗中心落地及银屑病专病门诊成功案例展示

## 4.1 中心落地及专病门诊设置的意义与挑战

### 4.1.1 专病管理，"健康中国"战略下的医疗趋势所向

在"健康中国"战略引领下，未来医疗发展将向"高、精、专、全"方向大步迈进。诊疗需求端和服务供给端都将向专病管理模式转变。2016 年国务院发布的《健康中国"2030"规划纲要》中明确提出"完善住院医生与专科医生培养培训制度，建立公共卫生与临床医学复合型高层次人才培养机制""健全治疗-康复-长期护理服务链。全面实施临床路径管理，规范诊疗行为，优化诊疗流程，增强患者就医获得感"。

响应国务院号召，为满足患者对专业化医生的诊疗需求，医院逐步趋向根据医生的等级与资历定向培养医生队伍：在住院医生培养"全科化"基础上，推动主治医生培养"专科化"、副高以上培养"专病化"。从仅注重诊中的疾病应急治疗，发展到注重诊前预防未病、诊后健康管理。一体化、全程化的专病诊疗服务将被重新设计，在为患者提供更匹配的诊疗方案的同时，降低疾病发病率并提高愈后生活质量。

### 4.1.2 专病管理的落地实践——银屑病规范化诊疗中心和银屑病专病门诊

国家皮肤与免疫疾病临床医学研究中心-银屑病规范化诊疗中心就是"专病管理"模式的一种落地实践。通过银屑病规范化诊疗中心的落地，推动银屑病诊治的规范化和均质化，引导银屑病专病门诊体系的搭建，升级银屑病慢病管理体系，并建立中国银屑病病例数据库用于临床医学研究，从而达到提高中国银屑病诊疗水平的总体目标。

### 4.1.3 搭建银屑病专病门诊体系，推动银屑病诊疗的均质化，同时专诊也成为临床科研的基石

（1）推动银屑病诊疗水平的均质化：银屑病专诊采纳统一的诊疗流程，医生、专科护士各司其职，使得银屑病患者获得专业、完整的诊疗体验；患者也能在专诊中获得均质的治疗方案和全程化的患者管理。有利于医生长期跟踪患者病情发展，培育患者对银屑病的慢病管理意识，另外，增强患者对专病医生的信任和依赖度，提高患者的依从性。

（2）银屑病专病门诊对患者产生的虹吸效应，使得大量银屑病患者在专诊被统一管理。在银屑病规范化诊疗中心临床大数据共建、共享的理念推动下，银屑病专诊成为银屑病临床科研的基石。随着银屑病诊疗水平和手段的不断提升，特别是越来越多生物制剂进入医保，价格壁垒被打破，银屑病患者的治疗意愿和治疗目标不断被激发，银屑病的治疗进入新阶段。银屑病领域不断涌现大量的高质量学术成果，科研发展的前景被看好。

### 4.1.4 银屑病专诊的落地实践尚存在挑战

当前，越来越多的医院管理者意识到专业领域细分对于科室发展的必要性，也有不少医院开始尝试推动银屑病专诊的建设落地。从专诊架构的规划到专诊流程的梳理，尚都处于尝试阶段。银屑病诊疗流程常规包括导流、分诊、面诊、筛查、用药和随访 6 大环节。目前我国各地实践过程中在银屑病诊疗链条中依然存在瓶颈、痛点，制约了专病管理的落地。导流环节，患者宣传不足：银屑病专病建设和声誉积累存有短板，专病门诊患者量不足；分诊环节，诊前分诊不足：缺少有效的分诊及挂号引导，无法将中重度患者集中引导至专病门诊；面诊环节，问诊诊疗不足：专病患者问诊时间过短，难以进行完整的专病诊疗，尤其生物制剂诊疗；筛查环节，流程冗长：筛查流程环节费时费力，影响了患者的体验和就医便利性；用药环节，缺乏管理：受院外药使用及注射室限制，无法提供院内注射服务；随访环节，管理精力有限：尚未有能力建立随访系统，难以达到诊疗最优效果，亟待通过优化专病门诊建设进行优化。

## 4.2 北京大学第一医院：医教研一体的三甲综合医院皮肤科代表

### 4.2.1 研究型三甲综合医院皮肤科代表，实现银屑病医教研一体化

北京大学第一医院皮肤性病科成立于 1915 年，是北京大学第一医院第一批成立的科室，也是中国最早的国立皮肤性病科。迄今已有百年历史，其间皮肤科名家辈出，一直是全国皮肤科的引领力量之一。2003 年首批获评教育部国家重点学科，其后又首批成为教育部创新团队、北京市皮肤病分子诊断重点实验室、卫生部临床重点专科，还曾获评国家药监局重点实验室。目前科室有感染性皮肤病、免疫相关皮肤病、皮肤肿瘤与皮肤病理、皮肤罕见病、皮肤生理与屏障五支

完善的研究团队；每年在读研究生 50 余人，在岗来自全国的进修医师 40 余人。2019 年获批皮肤科领域唯一的国家皮肤与免疫疾病临床医学研究中心。

（1）专业的银屑病医疗团队

在银屑病医疗方面，北京大学第一医院成立了一支梯队化的银屑病专家团队（图 4-1），并且开通医院线上挂号系统，宣导引流。

**李航**
副院长
主任医师

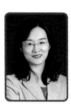

**汪旸**
科室主任
主任医师
科室负责人

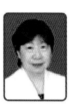

**李若瑜**
主任医师
国家临床医学研究中心
牵头人

**王爱平**
主任医师
专病门诊医师

**王明悦**
科室副主任
主任医师

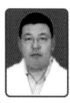

**王云**
副主任医师
专病门诊医生

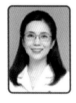

**王晓雯**
科室副主任
副主任医师
专病门诊医师

**孙婧茹**
主治医师
专病门诊医生

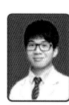

**王澍**
主治医师
专病门诊医生

图 4-1 北京大学第一医院银屑病专家团队

团队注重银屑病患者的长期慢病管理，在于银屑病专业门诊对患者进行长期跟踪随访，与风湿免疫科开展长期合作，开通患者银屑病关节炎等共病筛查流程，旨在达到银屑病长期缓解的目标的同时，进行银屑病共病的早期筛查、诊断、治疗。

（2）全国辐射的银屑病教学体系

在银屑病教学方面，北京大学第一医院定期组织在国家银屑病规范化诊疗中心进行分层教学技术培训，分层向下辐射至 446 家三级医院及 783 家医联体单位，提升银屑病规范化诊疗中心数据质量的同时，促进全国银屑病诊疗均质化。

（3）全国协作的科研平台

在银屑病科研方面，北京大学第一医院组织银屑病规范化诊疗中心各参与单位利用"共建、共享"的数据平台积极开展回顾性研究 50 余项，截至目前，已经有 7 项课题先后有论文发表，内容涉及银屑病的诊疗现状、治疗预后、风险分析、生活质量及中西医结合视角对银屑病的论证，其中 4 篇被 SCI 收录，北京大学第一医院课题组也利用该数据平台对银屑病患者经不同治疗后的短期预后进行了分析，并发表论著于 *JAMA Network Open*（IF13.3）杂志上。需要特别指出的是，已发表的 10 篇论文中只有 2 篇是北京大学第一医院作为项目牵头单位发表的，其余 8 篇都是由各分中心参与单位发表。这证明多中心可持续发展的协作机制已经建成，为后续银屑病规范化诊疗中心的可持续发展探索了道路。

基于上述研究基础，北京大学第一医院联合来自全国的 15 家临床、基础研究、工程技术专业团队，牵头申请并立项了国家重点研发专项"银屑病诊疗路径规范与应用模式研究"，进一步落地我国银屑病精准化治疗体系、慢病管理体系及医疗质量控制体系的建成。

### 4.2.2 以"数据集成化采集"为特色的银屑病专诊的建立细节

为推动我国医疗水平的提高，医疗健康大数据应用的推进被写入了《健康中国"2030"规划纲要》。北京大学第一医院为落实临床大数据在皮肤科的应用，全面而有效地开展银屑病规范化诊疗中心的大数据集采工作，搭建了以"数据集成化采集"为特色的银屑病专病门诊（图 4-2）。

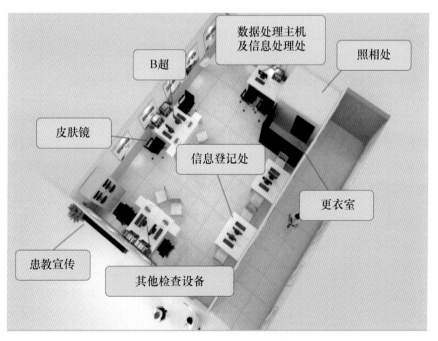

图 4-2 "数据集成化采集"室内布局示意图

将银屑病专病门诊打造成病例信息数据采集、图像采集、皮肤科检查数据采集的数据集成中心。此举可高效地采集患者信息数据，推动临床大数据的累积；同时提升诊疗效率，改善患者的诊疗体验。具体诊治流程：患者首先在银屑病专病门诊完成面诊和基本信息的填写；随后进入为患者设置的专门图像采集区，采用专业皮肤病图像采集设备完成皮肤图像拍摄和上传（包含大体图像与皮肤镜图像）；根据需要接受病理活检确诊；后在信息登记处进行银屑病患者数据采集和录入（图4-3）。为了确保银屑病患者数据的应录尽录，专病门诊实施全科动员，研究生排班保障录入需求。在完成数据录入后，患者回至银屑病专诊接受处方与治疗。根据患者信息，有专人负责联系患者进行慢病管理。

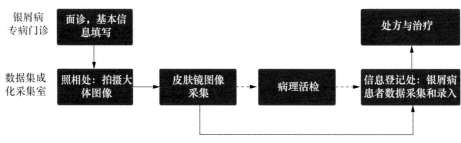

图4-3 "数据集成化采集"流程图

## 4.3 河南省人民医院：利用银屑病规范化诊疗中心平台做好医教研一体化建设

### 4.3.1 成立梯队化银屑病专病团队，助力医教研全方面发展

河南省人民医院皮肤科成立于1955年，是河南省医学重点学科，河南省皮肤专业住院医师规范化培训基地。先后被授予脱发诊疗中心、银屑病患者健康教育基地、国家级皮肤医疗美容示范基地、光动力治疗研究中心会员单位、河南省化妆品不良反应监测评价基地、国家远程医疗与互联网医学中心皮肤影像示范建设单位、银屑病专病示范门诊和全球银屑病监测项目成员单位。目前基地在培的皮肤科住院医师、研究生及进修医师50余名，是中原皮肤科医师培养的重要基地。

河南省人民医院皮肤科响应国家号召，成立银屑病专病团队（图4-4），建设银屑病专病门诊，集成化采集多维度临床数据，成为首批国家级银屑病诊疗中心示范中心。

规范化整理大量病例，便于住培医师及进修医师学习，辐射并带动整个地区提高银屑病诊疗水平；依赖于集成化的银屑病数据采集流程，以高质量的真实世

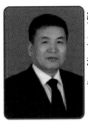
张守民
主任医师
科主任 科室负责人
省级质控中心组长

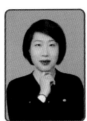
刘鸿伟
主任医师
银屑病学组组长
专病门诊负责人

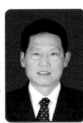
李建国
主任医师
科副主任

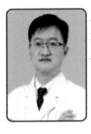
王建波
副主任医师
专病门诊医生

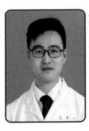
窦进法
主治医师
专病门诊医生

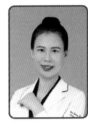
张伟
主治医师
专病门诊医生

图 4-4 河南省人民医院皮肤科银屑病专病团队

界数据为中青年医师挖掘科研灵感、开展高质量科研奠定基石，提高医院科研水平；以患者为中心的全程管理彰显人文关怀，提高了患者就诊体验与满意度。

### 4.3.2 建立银屑病集成化诊疗室，以患者为中心优化数据录入过程

河南省人民医院皮肤科作为首批国家级银屑病诊疗中心示范中心，在诊疗中心银屑病患者数据录入方面不断学习先进医院，并积累了丰富的经验，维持了较高的录入率、数据完整性以及随访率。银屑病梯队化专病团队的成立、集成化诊疗流程的建设和以患者为中心的管理流程大大改善了患者的就诊体验。

患者来到我科，首先由分诊台的护士分诊，银屑病患者由专门的护士进行分诊引导至银屑病专病门诊。初次面诊，专病门诊医生会询问患者的相关疾病信息，进行检查和诊断，评估病情，并充分沟通，确定患者治疗方案，随后告知患者诊疗中心数据录入带给患者的获益，便于后期的疾病管理，签署知情同意后，由研究生、住培医师参与录入资料，填写调查问卷、拍照，同时开展疾病科普教育和心理疏导，完成数据录入后由专病门诊医生开具相应检查及处方。患者经过治疗后，由信息录入人员进行定期随访，预约患者下次就诊时间，到专病门诊评估疾病恢复情况，治疗方案是否调整。患者复诊后，信息录入人员进行复诊登记。如图 4-6 所示，这样一个闭环的全程管理流程，既让患者对自身疾病有所认识又加强了对医生的信任，提高了患者的就诊满意度。

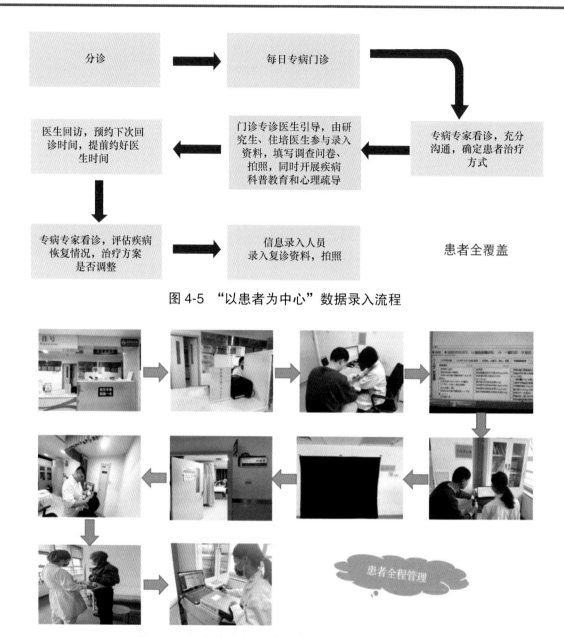

图 4-5 "以患者为中心"数据录入流程

图 4-6 河南省人民医院患者闭环全程管理实景图

### 4.3.3 利用银屑病规范化诊疗中心平台开展银屑病相关学术项目及研究，实现成果转化

　　河南省人民医院依托银屑病规范化诊疗中心平台规范化采集数据，积极利用平台高质量数据开展的银屑病诊治真实世界数据库临床研究（回顾性），横断面分析了 6134 例患者的多维度数据，其成果《不同发病年龄的成人银屑病患者的

临床特征和生活质量的影响因素分析》，于 2023 年 2 月在《中国皮肤性病学杂志》第 37 卷第二期发刊，提高了皮肤科医师对于银屑病患者生活质量的认知，为不同年龄银屑病患者管理指出新的方向。

## 4.4 昆明医科大学第二附属医院：优化银屑病诊疗流程，提升数据采集效率

### 4.4.1 成立银屑病专病团队，开设银屑病专病多学科诊疗（MDT）门诊，关注患者健康全景

昆明医科大学第二附属医院皮肤性病科于 1964 年由中国医学科学院皮肤病研究所沈尧鸣教授创立，现为国家人社部博士后科研工作站、国家药物临床试验专业、国家干细胞临床研究备案机构专业。年门诊量逾 10 万人次，出院患者近 1500 人次，临床诊治水平享誉省内，是云南省规模较大、技术力量最强的专业皮肤科之一。现每周共有 12 个银屑病专病门诊（图 4-7），每周 4 个工作日均有银屑病专病医师坐诊，保证银屑病规范化诊疗中心的数据采集。

中心负责人带头开设 MDT 门诊（图 4-8），建立了以疾病为基础的"一站式"银屑病多学科诊疗中心，联合呼吸、消化等多科室资深专家共同讨论，为复杂银屑病患者制订全方位、个性化的诊疗方案，不仅促进学科建设，提升患者体验，更掌握了患者全景健康数据，为银屑病规范化诊疗提供更广阔的视角。

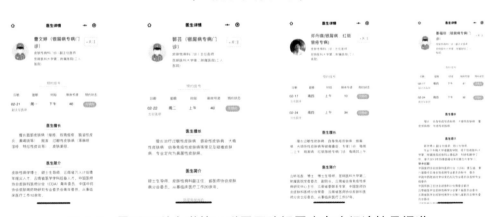

图 4-7　昆明医科大学第二附属医院银屑病专病门诊挂号渠道

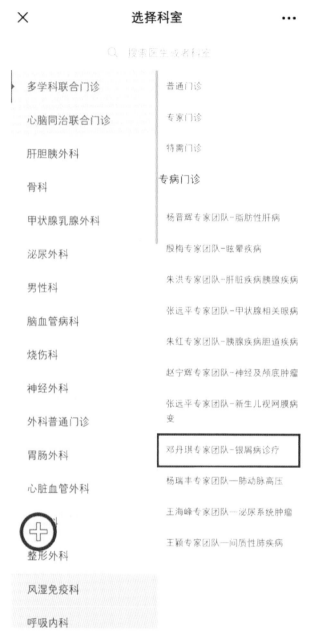

图 4-8 昆明医科大学第二附属医院银屑病专病 MDT 门诊

## 4.4.2 构建标准化筛查包，完善科室转诊流程，保障数据完整性与高覆盖率

昆明医科大学第二附属医院皮肤性病科自 2022 年 4 月成为银屑病规范化诊疗中心授牌单位以来，积极完善银屑病专病诊断和数据采集流程，2023 年 3 月荣获银屑病规范化诊疗中心"2022 年度优秀质控单位"称号。科室支持银屑病

专病领域的发展，确立了银屑病专病门诊的地位，推动专病领域诊疗及学术水平的发展，通过培育全体医师专病识别能力，并明确银屑病患者的标准化转诊流程，对银屑病患者实施全病程集成化管理，有效提高了银屑病专病诊断的覆盖率，为数据采集做出铺垫。通过构建生物治疗的治疗前标准化筛查包，实现一键开具检查单，保证了银屑病患者数据的完整性（图 4-9）。

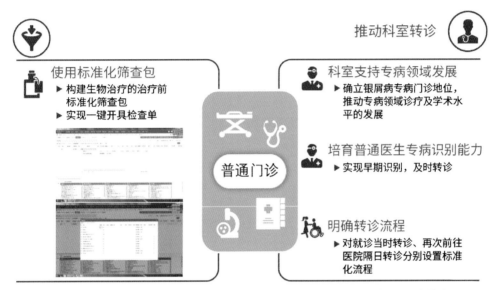

图 4-9　昆明医科大学第二附属医院数据采集流程和就诊流程的优化

### 4.4.3 利用银屑病规范化诊疗中心平台开展银屑病相关学术项目及研究

昆明医科大学第二附属医院皮肤性病科基于银屑病规范化诊疗中心平台丰富的银屑病真实世界数据，积极挖掘银屑病专病领域科学问题，申请进行银屑病关节炎等相关临床研究。目前在研的项目包括：寻常型银屑病患者外周血鳞状细胞癌相关抗原的检测分析、云南省早期关节病型银屑病筛查及生物制剂早期干预治疗的研究、司库奇尤单抗治疗寻常型银屑病的疗效以及安全性观察（已投稿）等。

## 4.5 四川省人民医院：利用银屑病规范化诊疗中心平台实施全面关怀，发展优质科研

### 4.5.1 成立银屑病专病门诊及联合门诊，提供便捷高效的医疗服务

四川省医学科学院·四川省人民医院皮肤科在省内外享有较高的声誉，门诊

就诊人数逐年上升，年门诊量 60 余万人次。就诊病例数多、病种广泛，在省内首屈一指。开设银屑病、脱发、皮肤外科、特应性皮炎/湿疹、抗敏及面部年轻化、皮肤美容等亚专业及特色专科门诊。

科室于 2020 年开设银屑病专病门诊，成立银屑病领域专家为首的专病团队（图 4-10），与风湿免疫科及影像科合作成立银屑病关节炎联合门诊，保障银屑病患者的就医需求，并引入线上挂号系统，为银屑病患者提供更便捷、高效、个性化的医疗服务。联合门诊不仅使患者能够更好地管理银屑病及其共病，改善生活质量，也帮助科室收集了大量的临床数据，激发医师科研灵感，推动银屑病领域高质量临床研究的开展。

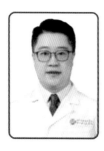
**杨镓宁**
医学博士
副主任医师
硕士生导师
科室主任

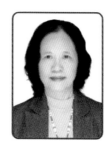
**陈学军**
医学博士
主任医师
硕士生导师

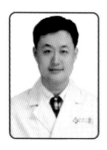
**崔凡**
医学博士
主任医师
硕士生导师

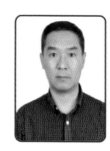
**李福民**
医学博士
副主任医师

图 4-10　四川省人民医院银屑病专病门诊主要专家介绍

## 4.5.2 引入信息专员实现专业化分工，以患者为中心优化数据录入过程

四川省人民医院皮肤科在每月银屑病规范化诊疗中心平台数据录入排行榜上均名列前茅，如此高效的入组，离不开专业化分工。为保障数据质量及医疗质量，科室安排专科护士作为信息专员，辅助专病门诊医师进行数据采集（图 4-11）。

患者候诊时，由该信息专员提前收集患者基础信息并分类。就诊后，信息专员继续与患者沟通，完善病历并填补数据缺失，然后开展患者教育。通过引入信

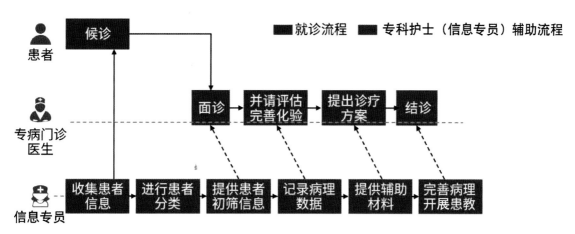

图 4-11　四川省人民医院银屑病专病门诊就诊流程示意图

息专员实现专业化分工，医师诊疗银屑病时间更充裕，患者体验到更多的人文关怀，数据准确性及完整性也得到了保障，可谓一举三得。

### 4.5.3 多环节优化银屑病专病管理，多角色推动银屑病规范化诊治发展

四川省人民医院皮肤科不仅在自身专业领域精益求精，更勇于承担促进全民健康的责任与义务。科室在银屑病规范化诊疗中心平台基础上持续不断进步，通过改善问诊诊疗、简化筛查流程、开展院内注射服务和建立银屑病独立管理系统等措施，银屑病专病管理得到质的提升（图 4-12）；通过定期患者教育和随访、大型线下健康教育、大型专家义诊等活动，恪守银屑病科普宣传义务，吸引更多

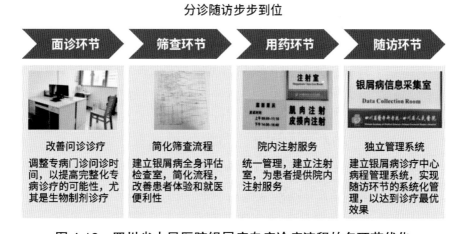

图 4-12　四川省人民医院银屑病专病诊疗流程的多环节优化

银屑病患者进入银屑病规范化诊疗中心接受规范治疗；通过质控中心定期进行上下级联动，与地级市医院合作，带动整个地区提高银屑病规范化诊疗水平。

## 4.6 天津医科大学总医院：加强银屑病患者引导和分流，促进规范化诊疗

### 4.6.1 建立银屑病专病团队、开展银屑病专病门诊及 MDT 门诊

天津医科大学总医院皮肤性病科成立于 1948 年，经历了 70 余年的发展，至今已经成为一个集皮肤病、性病、激光美容、皮肤外科、真菌、病理等为一体的综合性诊疗科室，年门诊量近 20 万，年出院人数 1000 人次左右，覆盖了天津及周边地区的疑难危重症疾病的诊治，为开展临床研究和流行病学调查提供了病源基础。专业排名居本市首位，华北地区皮肤科排行榜第三名。科室的综合实力被中华医学会皮肤病学分会银屑病专业委员会认可，于 2021 年 4 月被授牌成为第一批"银屑病规范化诊疗中心示范中心"。

天津医科大学总医院皮肤性病科在全市带头开展银屑病专病门诊，更好地对慢性皮肤病进行管理，使得慢性病诊疗及管理更加规范化，并深入研究本病的综合解决方案，建立银屑病专病团队（图 4-13）。

### 皮肤科银屑病团队

王惠平 科室主任　李燕 主任医师　罗素菊 主任医师　马璟玥 副主任医师　周全 主治医师

配备数据处理员：张意明(博士)、郭雅丽(博士)、张凯悦(硕士)及患者联络员：张金凤(护士)

图 4-13　天津医科大学总医院银屑病专病团队

同时科室为加强银屑病共病的管理、解决共病患者看病麻烦的问题，多次与其他科室合作开展银屑病关节炎相关 MDT 讨论（图 4-14），增强学科间交流，为患者提供"一站式"解忧服务，有效建立银屑病共病管理模式，减轻患者和社会的各种负担。

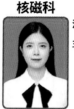
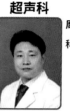

**风湿免疫科**
孙文闻 副主任医师
张娜 副主任医师

**核磁科**
汪洋 主治医师

**超声科**
周贵明 科室主任

超声科团队成员
舒丽
刘悦
张洁
翟红燕
马笑梅
赵丰年
郭丹丹
努丽亚

图 4-14　天津医科大学总医院银屑病专病 MDT 团队

### 4.6.2 完善诊疗模式实现高效数据采集，助力真实世界临床研究发展

科室自成立银屑病专病门诊后，在银屑病专病诊疗流程上不断改善。现银屑病专病门诊运营良好，以患者为中心的数据采集和集成化诊疗室的建设有效提升了患者就诊体验和数据录入效率（图 4-15，图 4-16）。

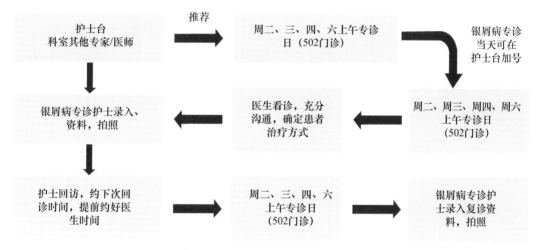

图 4-15　天津医科大学总医院皮肤性病科患者就诊流程

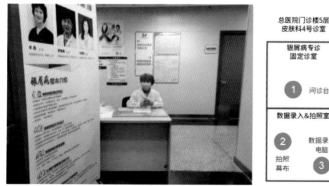
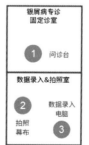
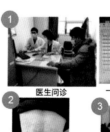

图 4-16　天津医科大学总医院银屑病专病门诊展示

除此以外，科室还通过全院宣传、加强一线医师辨别银屑病患者能力、树立门诊引导指示牌等措施，为专病门诊引流；开放当日加号，保障银屑病患者的就医需求；引入数据处理员，强调数据采集环节，提高数据完整性与覆盖率；通过银屑病规范化诊疗中心平台建设患者管理软件，为每位患者建立健康档案，实现数据高效管理、采集细化患者临床数据，有助于评估病情、制订方案、协助银屑病患者随访管理。

集成式诊疗模式采集到大量患者全病程结构化数据，利于医师进行临床研究。科室基于银屑病规范化诊疗中心平台，在既有科研体系基础上继续发展真实世界大数据相关临床研究，目前依托银屑病规范化诊疗中心的在研项目及成果包括：①一项前瞻性、多中心基于影像学对银屑病和银屑病关节炎的临床评估；②"全国银屑病规范化诊疗中心"数据库的补充研究——甲银屑病临床特征与诊疗现状的观察性研究；③银屑病病情评估与共病分析真实世界研究；④天津医科大学总医院皮肤性病科银屑病患者真实世界研究；⑤中国银屑病患者饮食习惯与病情相关性的真实世界研究；⑥司库奇尤单抗在中国中重度斑块型银屑病患者中的治疗模式，疗效和安全性：一项前瞻性，多中心的真实世界研究（UNMASK2）等。

### 4.6.3 多媒体宣传专病门诊，力求患者发现全覆盖

银屑病患者基数大，广泛分布于全国各地，因疾病治愈困难、信息渠道有限，不少患者饱受偏方之苦，因此做好患者发现在银屑病规范诊疗推广中显得尤为重要。除了传统因症就诊、转诊和因症推荐为主的患者发现方式以外，天津医科大学总医院皮肤性病科还通过每月定期举办线上及线下患教活动、每年结合"世界银屑病日"进行线上及线下义诊活动、投放线上小视频等方式加强银屑病规范化诊疗宣传（图4-17）。

这些多媒体宣传旨在提升银屑病规范化诊疗的覆盖率，竭力帮助患者早发现、早规范治疗。丰富的宣传渠道，结合科室自身高水平的银屑病诊疗技术，吸引更多国内银屑病患者前来就诊，推动银屑病的规范化诊疗全覆盖。

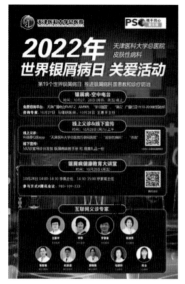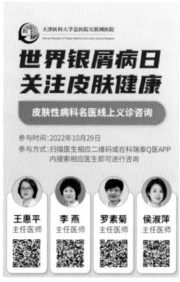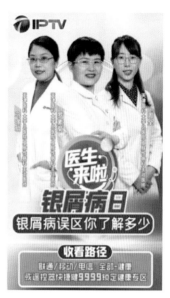

图 4-17　天津医科大学总医院银屑病规范化诊疗科普活动宣传及线上小视频

## 4.7 大连市皮肤病医院：规范生物制剂使用，促进科研体系建立

### 4.7.1 建立生物制剂治疗中心，进一步提升银屑病诊治品牌及知名度

　　大连市皮肤病医院创建于 1949 年 1 月，是集临床、教学、科研、预防为一体的中西医、性病、美容专业诊治机构，医院皮肤科门诊综合楼建筑面积 14 886 平方米，主要承担全省麻风病防治和大连皮肤病、性病诊疗工作，是东三省唯一一所中西医结合为特色的皮肤病专科医院。得益于专科医院的地位，早在 2009 年 7 月就已成立银屑病专科。银屑病专科年收治患者近 2600 人次，年门诊量达 5 万余人次，专科创建银屑病规范化治疗"大连模式"，获得国内皮肤科界专家认可和积极推广。2021 年 10 月，大连市皮肤病医院经认证获批成为全国银屑病规范化诊疗中心。

　　随着生物制剂在银屑病中的应用逐渐推广，大连市皮肤病医院于 2023 年 4 月建立东北首家生物制剂治疗中心，为所有注射生物制剂患者提供便利（图 4-18）。

　　本着一切从患者角度出发，为患者着想的理念，医院免除生物制剂治疗中心的挂号费，并为患者建立生物制剂治疗档案、开处方随诊，实施全病程规范化管理。目前生物制剂治疗中心运营良好，不仅规范了生物制剂的使用，也便于监测患者不良反应，提升临床服务质量。中心设备齐全，设置有集成式诊疗室，方便医师采集患者样本和生物制剂临床数据，积累丰富临床经验与科研基础。

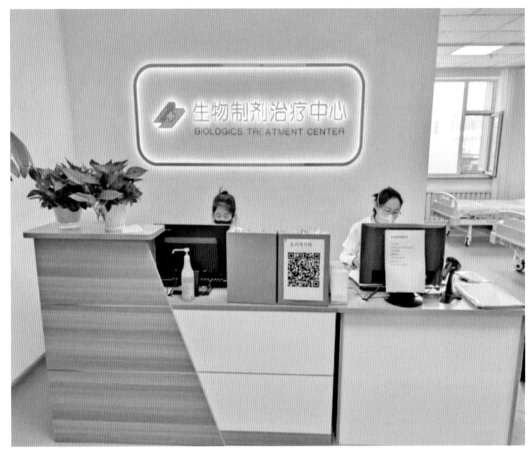

图 4-18　大连市皮肤病医院生物制剂治疗中心

通过确立银屑病专病门诊地位，建立生物制剂治疗中心，大连市皮肤病医院提升了银屑病诊治品牌及知名度，发挥区域标杆医院效应，吸引更多患者接受银屑病规范化诊疗。

### 4.7.2 优化患者就诊流程，全病程管理加强生物制剂规范化使用

大连市皮肤病医院注重银屑病患者的就诊路径优化。在线上平台建设上，医院完善了预约挂号系统，在医院主页展示银屑病专病门诊信息，引导患者精确挂号；在医师主页确立银屑病专病门诊地位，突出擅长领域（银屑病生物制剂治疗）；在线诊疗环节利用图文咨询引导中重度患者就诊。在线下流程中，医院完善引导设置，通过培训导诊台护士和设立指引牌等措施充分引流银屑病患者进入规范化治疗体系内。诊治后，患者将统一在留观室里留观，借此机会阅读科普手册（图 4-19，图 4-20）。

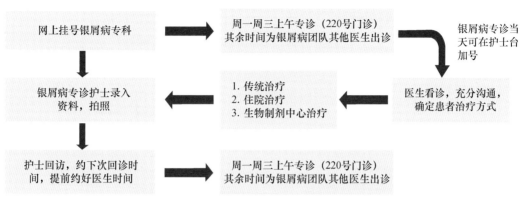

图 4-19　大连市皮肤病医院患者就诊流程

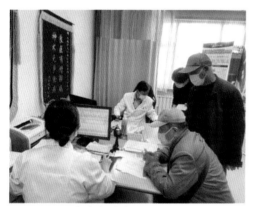

诊疗室-数据录入

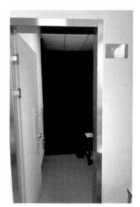

皮损照相室

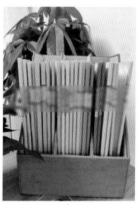

数据补充录入

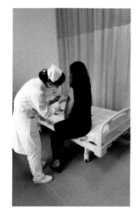

注射室

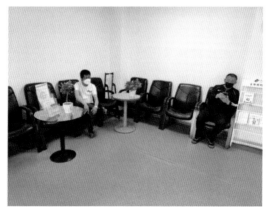

留观室

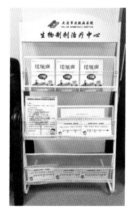

科普宣传册

图 4-20　大连市皮肤病医院患者全程管理理念与诊室集成化布置的有机结合

在随访中，医院也重视患者教育，每月开展两次患教会，开设公众号视频号等发布科普宣传内容，旨在帮助患者更好地认识银屑病，吸引更多银屑病患者接受规范化治疗。

医院建立了生物制剂治疗中心，将生物制剂治疗的银屑病患者纳入统一管理，进一步加强患者信息的录入及全病程管理，不仅提升临床服务质量，解决生物制剂管理混乱的情况，方便患者就医，也为开展生物制剂治疗相关的科学研究奠定基础。另外，医院还采用视频复诊实现远程复诊以解决随访率低的问题，保障数据采集的完整性。

### 4.7.3 利用银屑病规范化诊疗中心平台促进临床科研体系建立，以项目带动医教研协调发展

得益于生物制剂治疗中心的建立以及银屑病规范化诊疗中心平台的引入，大连市皮肤病医院积极建立并完善科研体系，开展科研活动。目前基于银屑病规范化诊疗中心平台正在进行的科研项目如下：①中国中重度斑块型银屑病成年患者使用依奇珠单抗的上市后安全性研究。②中西医结合优选方案治疗中重度银屑病血瘀证临床评价及多组学机制探讨。③依那西普用于治疗中国老年人和生育期妇女等特殊人群银屑病患者的观察性、非干预性登记研究。④阿达木单抗治疗中重度斑块型银屑病患者对内皮细胞功能影响的前瞻性、开放性、观察性研究。⑤评估抗人白介素 -8 鼠单克隆抗体乳膏治疗头皮银屑病的疗效和安全性：一项多中心、随机、双盲、安慰剂平行对照研究。⑥ SLC35 基因与银屑病合并肥胖、严重程度及其预后的临床研究。⑦阿达木单抗注射液治疗儿童和青少年斑块型银屑病患者有效性和安全性的开放性、多中心、观察研究方案。

大连市皮肤病医院通过银屑病规范化诊疗中心平台建设科研体系，培养医师科研能力，提升医院生物治疗品牌效应，带动了医院医教研一体化发展，从而吸引更多银屑病患者就诊，推动银屑病规范化诊疗进程。

## 4.8 青岛市市立医院：以患者需求为中心践行银屑病专病门诊

### 4.8.1 确立银屑病专病门诊地位，构建品牌银屑病专病医疗团队

青岛市市立医院是青岛市市属规模最大的三级甲等综合公立医院，2022 年 8 月成为康复大学直属附属医院。青岛市市立医院皮肤病诊疗中心是山东省临床重点专科，青岛市医疗卫生 B 类重点学科，获批国家银屑病规范化诊疗中心第一批建设单位、中华医学会皮肤性病学分会银屑病专病门诊，拥有青岛市皮肤病防治院院区、青岛市市立医院本部门诊、青岛市市立医院东院门诊和青岛市市立医院

东院病房四处诊疗亚单位，担负全青岛市皮肤病、性病的临床科研、疾病防治、诊疗质量控制、专业医师培训等工作。业务覆盖整个山东半岛，年门诊量约26万人次，银屑病年均门诊量5000余人次。

作为首批申请加入银屑病规范化诊疗中心的建设单位，青岛市市立医院皮肤病诊疗中心于2020年10月设立银屑病专病门诊，2021年2月成为了国家皮肤与免疫疾病临床医学研究中心分中心建设单位合作单位，并加入国家皮肤与免疫疾病临床医学研究中心全国协作网，成为银屑病规范化诊疗中心第一批建设单位。建设期间确立了比较完善的诊疗体系，能够定期跟踪随访和进行慢病管理；开设了银屑病专病门诊（图4-21），成立了以张洪英、李永喜、史同新等专家为首的银屑病专病团队，确保银屑病规范化诊疗中心的运营。

目前科室银屑病门诊在每周二和周四全天开设，满足银屑病患者就医需求，并设立分诊护士台和引导牌，引导银屑病患者规范就医（图4-22）。

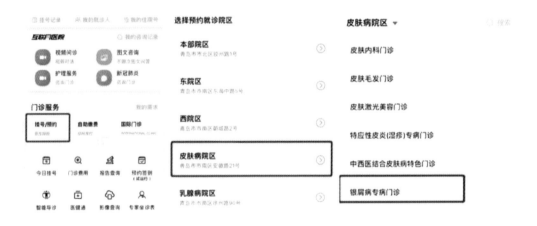

图4-21　青岛市市立医院银屑病专病门诊挂号渠道

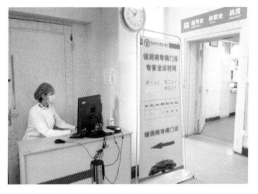
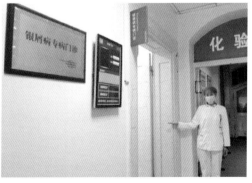

图4-22　青岛市市立医院银屑病专病门诊分诊引导展示

## 4.8.2 以患者为中心优化数据录入，数据采集和人文关怀两不误

当患者初次就诊时，专病医师通过问诊、体格检查、辅助检查、临床表现等做出诊断，随后采集纳入患者相关信息及随访信息，在对患者疾病状况有较为清晰认识的同时，为患者进行详细的病情介绍，在与患者的沟通交流中，通过前述数据采集为后续银屑病治疗方案提供更加直观的依据，以患者为中心，为患者提供个性化、规范化及专业化诊疗方案。通过告知用药及治疗手段的相关注意事项，提高患者对于诊疗方案的信心。最后通过患者宣教，提高患者对银屑病疾病的认知，提供心理支持及安慰，加强对于银屑病长期治疗的认识，加强患者自身管理，促使银屑病维持长期缓解状态。将数据采集整合进入临床诊疗环节，不仅未耽误临床医师的诊疗活动，反而延长与患者接触时间，对患者的病情有更多的了解，人文关怀得以更高水平地彰显，同时还采集到高度完整、可信的一手临床数据，为将来通过银屑病规范化诊疗中心平台优化既有科研体系、开展真实世界数据回顾性研究奠定基础（图 4-23）。

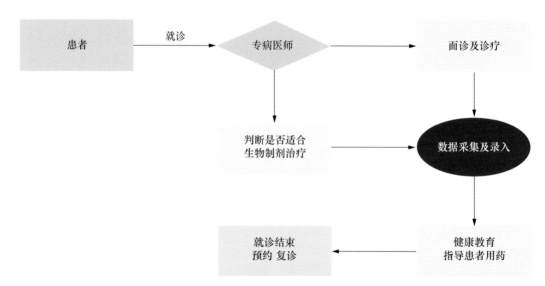

**图 4-23　青岛市市立医院患者就诊流程图**

## 4.8.3 坚持以人为本的特色，从患者教育出发加强全病程管理

银屑病属于慢性疾病，患者失访是造成数据缺失的重要原因之一，青岛市市立医院皮肤病诊疗中心采取慢性疾病专业管理的模式开展工作，将以患者为中心的理念融入银屑病专病门诊工作中，在关怀鼓励的背景下，积极开展患者宣教活动（图 4-24），提高患者的治疗信心，减少患者对疾病的恐惧心理，为患者能长

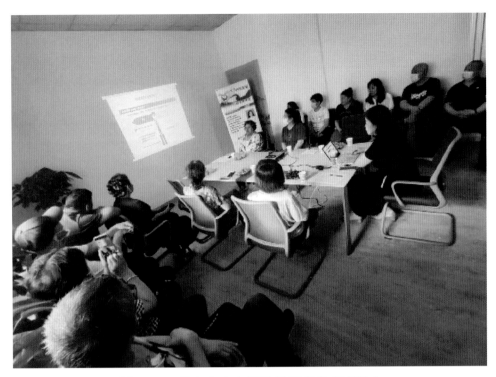

**图 4-24　青岛市市立医院银屑病患者宣教会**

期坚持治疗奠定基础。

同时，为加强银屑病患者管理，青岛市市立医院皮肤病诊疗中心设立了专职交流平台，为银屑病患者提供健康咨询及相关帮助，并定期组织患者宣教会，帮助患者提高对银屑病的认识，加强患者自身对银屑病管理，同时帮助患者使疾病得到有力控制。

诊疗中心还配备专业陪诊服务。部分中老年患者存在不清楚诊疗中心银屑病门诊的具体位置、进行相关检查项目的位置、关于生物制剂取药及相关使用方法等问题。针对此类问题，诊疗中心定期招募志愿者提供爱心志愿陪诊服务、引导服务、生物制剂取药及解释使用方法等服务，协助医师和护士团队针对银屑病日常生活及注意事项进行患者教育，为患者及家属提供更加有效的帮助及支持。

## 4.9 南通大学附属医院：严格实施规范化诊疗，医院口碑不断提升

### 4.9.1 设立银屑病专病门诊，开展周期化专病团队培训

南通大学附属医院皮肤性病科始建于 1917 年 9 月，现为苏中、苏北地区皮

肤病、性病防治及教学中心，承担着南通地区及苏中、苏北地区皮肤病与性病的临床诊治工作。科室下设皮肤性病科门诊、皮肤性病科病区，年门、急诊总量十余万人次，开放床位 21 张。近年来承担了南通大学的本科生、硕士研究生、留学生的教学及进修生、住院医师规范化培训。完成国家、省部、市（厅）级科研课题数十项，在国内、外期刊发表学术论文百余篇，出版专著数十部，多项研究成果获江苏省卫生厅新技术引进奖及南通市科技进步奖。

2020 年 7 月科室启动银屑病诊疗中心项目，成立银屑病专病团队，开展银屑病专病门诊。目前专病门诊设于每周一、周六上午，为保证服务质量，每次限制银屑病患者数为 50 名，通过专诊挂号以及科室内部转诊达到充分引流。

自项目启动以来，南通大学附属医院皮肤性病科一直注重质量控制，开展周期化、层次化的专病团队的培训和建设（图 4-25），确保上令下达，保持与银屑病规范化诊疗中心高度一致，紧密团结共同推进银屑病规范化诊疗。

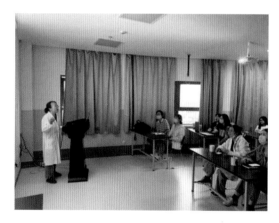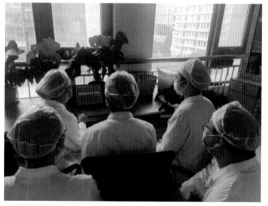

图 4-25　南通大学附属医院全科培训与诊疗组培训

### 4.9.2 优化患者就诊流程，建设集成化诊疗室

南通大学附属医院皮肤性病科以银屑病规范化诊疗中心平台为基础，以患者为中心优化数据录入，注重数据完整性与准确性。通过分诊台导诊、院内转诊等措施引流患者至专病门诊，并且给予专病门诊适当当日加号的号源，保障银屑病患者的就医需求，让患者省时省心省力，提升患者就医满意度，从而加强依从性。在就诊结束后同样注重信息采集，设立专诊护士，加强患者随访，实现患者全病程管理（图 4-26，图 4-27）。

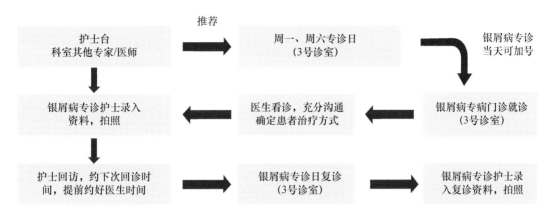

图 4-26 南通大学附属医院银屑病患者就诊流程

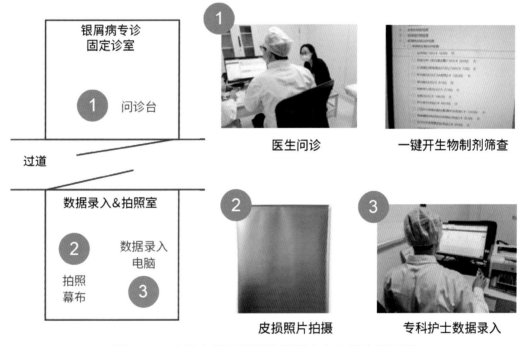

图 4-27 南通大学附属医院银屑病专病门诊展示图

科室针对诊疗过程中各方面因素进行优化。在软件方面，提前创建一键开生物制剂筛查包，确保临床服务质量以及患者数据完整性。在硬件方面，开设数据采集室，优化诊疗室布置，将数据采集环节整合进银屑病日常诊疗活动中，方便数据录入，使诊疗活动更加高效，临床科研两不误。

得益于以上优化措施，科室银屑病诊治逐渐进步，提升了银屑病治疗的口碑。2020 年 7 月至今，银屑病专病门诊已收治 1500 名以上使用生物制剂治疗的中重度银屑病患者。平均每月新收治银屑病患者 80 个，中重度 50 个左右，其中

"老患者"的就诊量以及随访量逐步提升,"老患者"就诊脱落率仅为 5%。

### 4.9.3 利用银屑病规范化诊疗中心平台开展科研活动,实现成果转化

通过银屑病规范化诊疗中心平台和集成化诊疗室等高效数据采集手段,南通大学附属医院皮肤性病科积累了丰富的银屑病诊疗数据。科室响应号召,积极通过银屑病规范化诊疗中心平台开展回顾性及前瞻性临床研究(图 4-28),积累科研经验,实现科室医教研一体化发展,增强科室实力,为进一步推动银屑病规范化诊疗蓄势。

目前科室拥有银屑病规范化诊疗中心银屑病推动市级课题一项,获得银屑病规范化诊疗中心真实世界临床研究、护理研究文章若干,主要集中在银屑病生物制剂治疗方面。

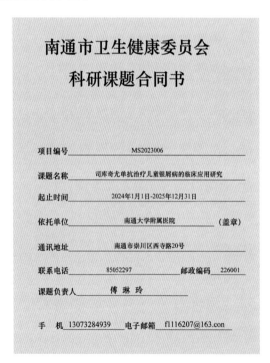
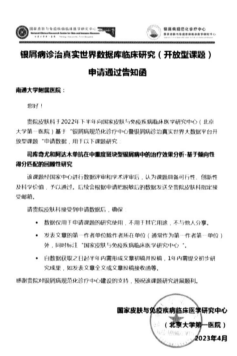

图 4-28　南通大学附属医院利用银屑病规范化诊疗中心平台开展的临床研究

## 4.10 常德市第一人民医院:做好全病程管理,医生与患者共成长

### 4.10.1 成立以患者为中心的专病团队,开设 MDT 门诊

常德市第一人民医院为全国三级甲等大型综合医院,皮肤性病科成立于 20 世纪 80 年代初,经过 40 年的不断开拓创新,现已成为常德市乃至湖南省地市

级医院中最具权威的专科，科室业务范围涵盖皮肤内科、皮肤外科、皮肤影像和性病科。同时，科室针对不同大类的疾病进行了专病细分，先后开设了"银屑病""毛发""痤疮""特异性皮炎""中西医结合""疱病""甲病"等多个专病门诊，并获得了"中华医学会银屑病专病示范门诊""国家皮肤与免疫疾病银屑病规范诊疗分中心单位""国家银屑病规范化诊疗中心优秀质控单位"等荣誉。

2023 年 3 月，皮肤科联合感染科、风湿免疫科组建银屑病 MDT 联合门诊，每周三上午三位不同科室的专家坐在一起共同探讨疑难复杂银屑病患者的病情，为患者提供最佳的诊疗方案。过去银屑病合并关节痛、肝病、结核感染甚至免疫缺陷的患者生活质量严重下降，于多个科室间来回转诊加重痛苦，现在可直接通过MDT 挂号，由多位专家讨论后制订个性化治疗方案，效果明显改善（图 4-29）。

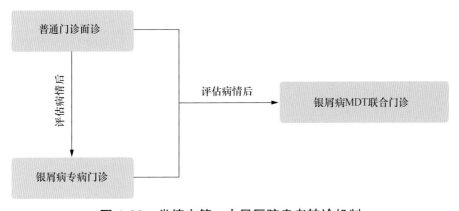

图 4-29　常德市第一人民医院患者转诊机制

### 4.10.2 以患者为中心采集数据，形成良性循环改善医患关系

自 2020 年开始，常德市一直不断改进、持续学习，为银屑病患者提供更好的全病程管理服务。目前长期坐诊的银屑病专病医生有 2 位，秘书 1 名，专门的数据采集员 1 名，银屑病随访人员 1 名，按接诊、临床照片及信息采集、随访和资料总结整个流程来管理患者。患者感受到了医生的重视，信任感增加，依从性变好，数据采集更完整，更有利于患者慢病管理，也有利于科研的积累，从而不断提高自身的专业水平，形成良性循环，使医生与患者共成长（图 4-30）。

为加强全病程管理，科室组建银屑病患者微信群，目前对 400 余名患者进行长期管理。科室每年还会进行两次银屑病义诊活动，开展系列科普讲座，并对患者的疑问进行解答，减轻患者对银屑病的恐惧，帮助患者走出"银"影，增强患

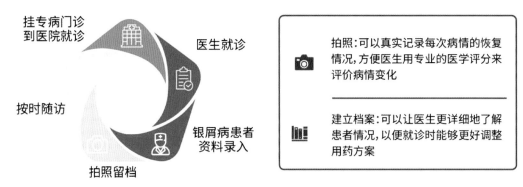

图 4-30　常德市第一人民医院患者标准化诊疗流程

者对银屑病规范化诊治的信心，提高依从性和随访率。

### 4.10.3 摸索中不断前进，以平台为基础提升科研能力

科室积极响应银屑病规范化诊疗中心号召，成立"银屑病科研小组"，2021年成功申报湖南省卫健委科研计划项目"基于银屑病诊治真实世界大数据平台的临床研究"。其间在投和发表了系列文章。同时，科室不断加强与上级医院的沟通协作，旨在形成稳定的"帮扶"关系以提高科室的科研水平，最终为推动银屑病诊治的发展出一份力。

## 4.11 南方医科大学皮肤病医院：积极探讨银屑病慢病管理新模式

### 4.11.1 聚力共筑规范化、高质量的银屑病诊疗中心

南方医科大学皮肤病医院银屑病诊疗中心成立于 2016 年，是我院重点建设的专病中心，是华南地区规模最大、综合实力最强的银屑病亚专科之一，是全国首批"国家银屑病规范化诊疗中心"。中心先后成立银屑病专病门诊、银屑病病房、银屑病生物制剂治疗中心、日间病房，是国内较早实现专病门诊、日间与住院病房、治疗中心及慢病管理"四位一体"的专病中心（图 4-31）。

经过 7 年发展，医院银屑病专病团队逐渐扩充，现包含出诊专家、患教护士、资料管理员、统筹管理人员和项目执行人员若干（图 4-32）。团队成员各司其职，在每周出诊、患教、数据录入、慢病管理优化等方面均有覆盖，面面俱到，协调发展，全方位推进银屑病规范化诊疗。

此外，医院成立了银屑病规范化诊疗中心广东省质控中心，目前广东省有 23

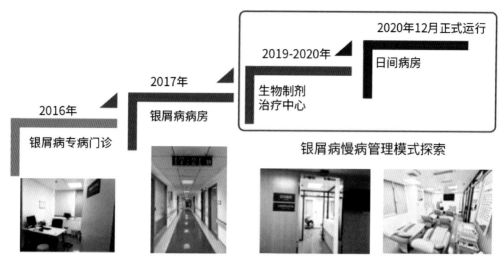

图 4-31 南方医科大学皮肤病医院银屑病专科发展历程

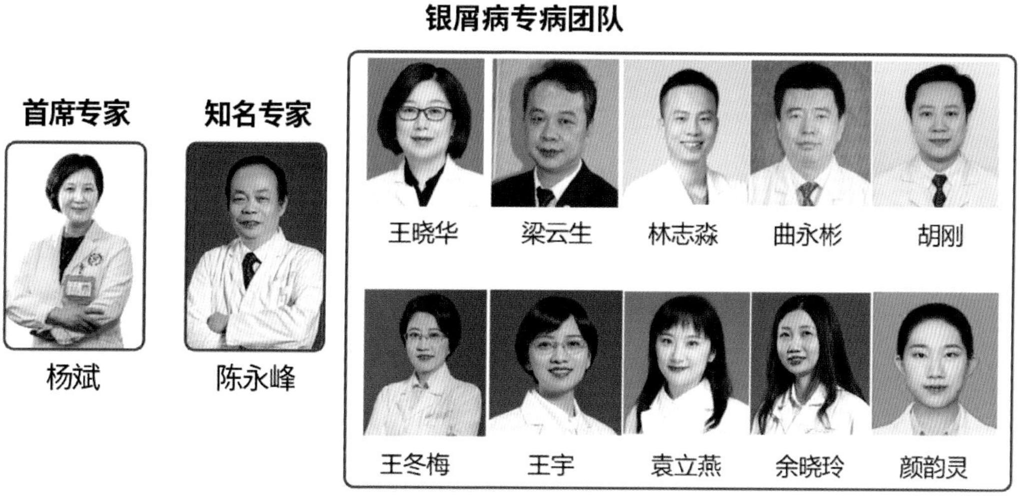

**银屑病专病团队**

图 4-32 南方医科大学皮肤病医院银屑病专病团队

家中心单位、11家医联体单位，旨在建立全省统一的常态化质控管理机制，增进银屑病医疗服务的规范、标准、均质化发展，促进银屑病诊疗临床业务能力提升，在满足民众医疗服务需求的同时，助力医院高质量发展，打造全国样板工程。

## 4.11.2 优化银屑病专诊流程，开设日间病房以加快床位周转

南方医科大学皮肤病医院设立了集成化的银屑病专病诊疗室，集问诊、皮损照片拍摄、数据录入功能为一体，方便银屑病患者资料收集。同时也引入数据管理专员，负责数据录入和随访，保障数据完整性（图 4-33）。

为方便银屑病患者进行生物制剂治疗，医院开设日间病房（图 4-34）。以往生物制剂治疗患者需和传统治疗患者同时占用普通病房，流程繁琐复杂，给患者带来不便。现日间病房实施 24 小时出入院制度，极大缩短了接受生物制剂治疗患者的住院时长，加快了床位周转，提高病房资源利用率，满足了更多银屑病患者的就医需求。日间病房的开设还有利于生物制剂治疗患者的统一管理，提高了数据录入质量，为开展生物制剂治疗相关的科研奠定基础。

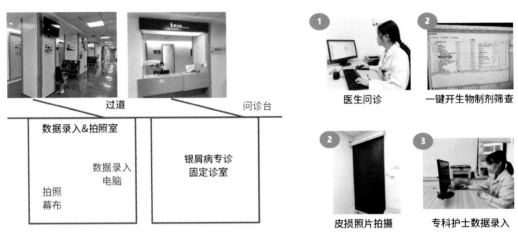

图 4-33　南方医科大学皮肤病医院银屑病专诊展示

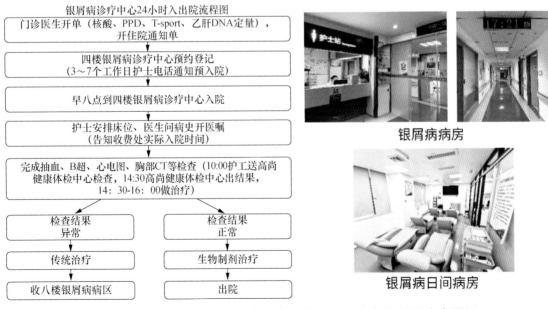

图 4-34　南方医科大学皮肤病医院银屑病日间病房流程及病房展示

PPD，结核菌素试验；T-sport，结核菌感染 T 细胞斑点试验

### 4.11.3 研发银屑病慢病管理 APP，探索防治结合的慢病管理模式

医院通过成立银屑病慢病管理系统、自主研发银屑病慢病管理 APP 建立患者健康管理与随访档案，搭建银屑病慢病管理平台，动态监测患者病情变化，及时有效调整治疗方案、协助银屑病患者的长期随访管理。中心成立慢病管理团队，以小组 Workshop 的形式，围绕慢病管理项目定期召开内部专家咨询会议和小型研讨会（图 4-35），产出慢病管理框架，慢病管理流程，患教手册，患教视频等。

除此之外，银屑病专病团队配备了专病患教护士，协助组织和开展患教活动，解答患者疑惑，协助患者规范用药，提高患者依从性，年均举办大型患教活动 20 余次（图 4-36）。

医院还成立了南方医科大学皮肤病医院运动俱乐部引导广大患者进行运动疗法，旨在减少疾病复发，减少银屑病合并症代谢性疾病的发生，改善患者的长期预后。持续性、全方位、个性化银屑病慢病管理模式有助于提高患者对疾病的认知度及对医护信任度。

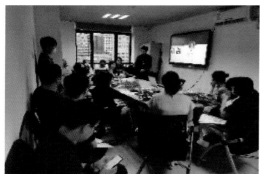
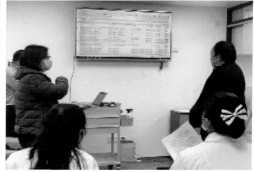

图 4-35 南方医科大学皮肤病医院慢病管理团队研讨会

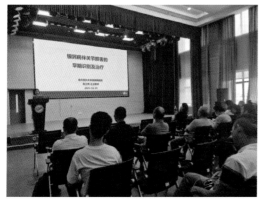
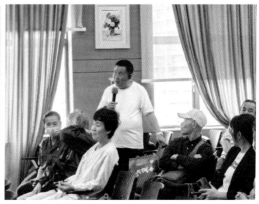

图 4-36 南方医科大学皮肤病医院患者教育活动

## 4.12 临沂市中心医院：专项激励促进数据采集，规划未来循序渐进

### 4.12.1 以患者为中心优化数据录入过程

临沂市中心医院皮肤科始建于 1978 年。年诊疗人数 5 万余人，开设病床 11 张，承担山东第一医科大学、滨州医学院临床教学带教任务。承担住院医师规范化培训教学带教任务。科室的门诊量逐年提高，目前的年门诊量约 4 万余人次，承担着临沂市北部及日照、潍坊、淄博等周边市区的皮肤病和性病规范诊治的主要工作。2022 年创建国家银屑病规范化诊疗中心。

临沂市中心医院皮肤科尤其重视诊疗中心银屑病患者大数据录入带来的科研价值及对学科推动的价值，科室极其重视中心数据的录入。同时为改善患者就诊体验，提高整体满意度和对数据录入的认可度，临沂市中心医院银屑病专诊设立了一套以患者为中心的面诊和录入流程：面诊→数据录入→处方（图 4-37）。

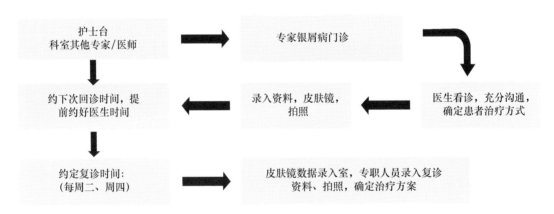

图 4-37　临沂市中心医院银屑病诊疗流程

专病医生初次面诊时，询问疾病相关信息并进行检查和诊断，随后告知患者病情以及为了更好地制订治疗方案需要患者配合完成信息数据录入；由研究生、规范化培训医学生（规培生）、进修医生和护士为患者完成数据录入，录入数据的同时为患者介绍银屑病的疾病知识、治疗方案、日常注意事项，答疑解惑，疏导患者焦虑情绪，促进患者对自身疾病的认识和对医生的信任，在完成数据录入及患教后再转由专病医生开具处方，从而使数据录入成为临床诊疗的关键中间环节（图 4-38）。

此举不仅有效提高患者对数据录入的配合度，同时提高患者对疾病的认知，进而提升患者的就诊满意度。

| 银屑病专诊&固定诊室 | 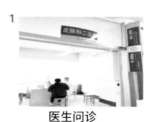 | 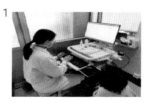 |
|---|---|---|
| 1 问诊台 | 医生问诊 | 医生问诊 |
| 数据录入&拍照室 | 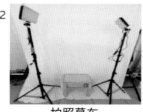 | 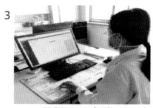 |
| 2 拍照幕布 | | |
| 3 数据录入电脑 | 拍照幕布 | 数据录入电脑 |

图 4-38 临沂市中心医院银屑病面诊和数据录入流程

## 4.12.2 以患者为主体设立 MDT 门诊，专项激励提高数据采集积极性

以患者为主体，以医院综合实力为依托，科室根据患者系统累及的具体病情，每周三固定时间邀请相关科室医生，开展 MDT 讨论，综合分析患者病情，各科同时面对面进行医患沟通，共同拟定治疗方案，既节约患者奔波各科的时间成本和精力成本，又提高诊疗的效率。

设置数据录入的绩效考核，有科研需求的临床医生、研究生、规培生录入数据的数量和质量与科研支持挂钩，有效录入数据达到考核指标可共享科室数据（如，患者的皮肤组织样品、血液样本等）开展科研项目；其他参与录入的人员按数据录入考核指标可获得相应的奖金激励。此举有效地激励了科室人员开展数据采集工作，共同推动学科基础发展。

## 4.12.3 立足现实总结经验，规划未来攻坚克难

临沂市中心医院皮肤科在规范化诊疗中心建设上已取得阶段性成果，但科室仍保持虚心的态度，持续不断改进规范化诊疗流程与建设，以先进医院为参照，积极学习有效经验。通过对比与反思过去，可以从历史的发展中获得宝贵的经验，从而指导未来的医院发展。科室立足于现有制度与设施，从两方面制订计划：

（1）银屑病专科公益门诊建设规划

1）加大宣传力度：医院、科室、互联网、"抖音"。

2）增加科室投入：场地、人员培训、设备。

3）提升对于银屑病患者的管理和诊疗：提高随访率、患者依从性及满意度。

（2）数据库管理

1）提高数据库患者录入数量。

2）及时录入数据、提升数据录入完整性。

3）增加辅助化验、检查、关节筛查录入。

4）提升数据库软件质量，方便数据录入和分析。实现资源共享，促进共同发展。

大远景与小目标的结合可以将银屑病规范化诊疗落实在日常诊疗活动中，并指引科室未来的发展方向，将银屑病规范化诊疗的初衷和理念传播到广大医师内心，保持规范诊疗的常态化，为银屑病规范化诊疗事业添砖加瓦。

CHAPTER 5

# 中国银屑病诊治发展方向展望

银屑病作为一种免疫介导的慢性、炎症性和系统性疾病，全球患病率2%～3%，且近年来呈现逐年上升趋势。中国患者人群庞大，本书大数据平台收录的患者数据显示，我国患者具有病程长、疾病严重程度较高、易复发、治疗难度大等临床特点。患者的皮损不仅瘙痒难忍、容易感染，而且巨大的心理压力容易诱发焦虑、抑郁症等心理疾病，既给医疗系统带来了巨大的经济负担，也严重影响患者正常生活和心理健康。

然而，目前我国患者对银屑病危害认知不足，就诊行为与疾病程度不匹配，仅有少数患者（不足6%）在发病1周内就寻求规范治疗，而绝大多数患者居然是在发病1个月后才迟迟就诊。我国银屑病患者的首要治疗目标是"快速清除皮损"，通过对患者的满意度调查发现，约2/3的患者对治疗结果不甚满意，提示患者的治疗需求未完全得到满足。

银屑病作为复杂的多因素疾病至今仍无法治愈。其发生发展过程受多因素影响，疾病进程中存在多种免疫细胞及细胞因子参与，但目前的治疗药物只针对其中的部分环节，因此疗效有限。优化联合用药或者开发多靶点药物或许能够作为银屑病治疗的新选择。我国目前的治疗方式仍以局部治疗、传统系统治疗和光疗为主。近年来银屑病的治疗取得较大突破，但其种类及价格和便利性仍有待改进，因此丰富治疗种类、减少不良反应、扩大受益人群是未来发展的方向。此外，为中、重度银屑病患者开发更安全、更有效和价格实惠的局部或系统治疗药物亦是需要解决攻克的难点。随着机制研究的不断深入，银屑病的治疗靶点/通路不断丰富，为新药研发提供新的思路和启发。人们着眼于如何将表观遗传学靶点应用于银屑病药物研发中。另外，探究不同类型银屑病之间的差异有利于更加精准及个性化的治疗。我们相信，随着研究的不断深入，银屑病的病理机制会更加明确，会有更多有针对性的治疗药物上市，为患者提供更加有效的治疗方案。随着生物制剂等创新药物上市，银屑病治疗会发生翻天覆地的变化，疾病得到更好的控制管理。但目前在新药应用、疾病管理等方面仍存在不足，我国仍有众多银屑病患者得不到安全有效、规范化的治疗，对银屑病的治疗理念和综合管理水平尚有进一步提升空间。

国家"十四五规划和2035年远景目标纲要"为实现中华民族伟大复兴制定了宏大的战略方针，建设并实现健康中国是优先战略，要为人民提供全方位全周期的健康服务，使民生福祉达到新水平。在这一大背景下，为落实国家政策，银屑病规范化诊疗中心应运而生，致力于促进银屑病的规范化治疗，从而提高中国银屑病诊疗水平，为中国庞大的银屑病患者人群谋求福祉，减轻患者身心痛苦和社会负担。

通过引入先进治疗理念和药物以及专病门诊的建设，银屑病规范化诊疗中心将大力推动银屑病诊疗水平均质化，促进我国银屑病诊疗的规范化发展，有效助力中国皮肤病治疗领域科研队伍的成长，提高优质医疗服务的可及性；通过建立患者长期化规范化的随访和管理体系，同时加强银屑病共病预防与干预，诊疗中心将为患者提供全方位全周期的健康服务，改善银屑病患者预后；诊疗中心临床大数据采集平台也将进一步推动中国银屑病科研水平提高，通过交流合作，引领银屑病临床实践，得到更多的临床启示和开展更多的科学研究，促进我国银屑病诊疗和科研水平与国际接轨，最终惠及更多的中国患者，提高人民福祉。

我们坚信，银屑病规范化诊疗中心将对中国银屑病诊疗格局产生深刻影响，它将最大程度满足患者的治疗需求，使其可以回归正常生活。同时项目建设的成功经验也可与其他疾病领域的建设互勉，从而促进整体医疗水平的提高，为国家制定相应健康政策提供参考。

中国银屑病领域的发展关乎国民健康，关乎国家的全面振兴，诚愿广大医学工作者勠力同心，携手奋进，建设健康中国，为早日实现"十四五规划和2035年远景目标纲要"而奋斗。

CHAPTER

**6**

## 基于银屑病规范化诊疗中心真实世界
临床数据库已发表文章的文章简介

# Updates in psoriasis diagnosis and treatment status in China：results from the National Psoriasis Center Registry 文章简介

**Correspondence**

Chinese Medical Journal

## Updates in psoriasis diagnosis and treatment status in China: results from the National Psoriasis Center Registry

Zhihui Yang[1,2,3,4], Xinyu Yao[1,2,3,4], Mingyue Wang[1,2,3,4], Hang Li[1,2,3,4], Ruoyu Li[1,2,3,4]

[1]Department of Dermatology and Venereology, Peking University First Hospital, Beijing 100034, China;
[2]Beijing Key Laboratory of Molecular Diagnosis of Dermatoses, Peking University First Hospital, Beijing 100034, China;
[3]National Clinical Research Center for Skin and Immune Diseases, Beijing 100034, China;
[4]NMPA Key Laboratory for Quality Control and Evaluation of Cosmetics, Peking University First Hospital, Beijing 100034, China.

银屑病是一种常见的慢性免疫介导的全身性炎症性疾病。2017 年，中国人口中有 0.5% 被诊断为银屑病。银屑病在任何年龄段均可发病，并导致个人和社会的实质性负担。其最常见的类型是慢性斑块或寻常型银屑病，是遗传易感性的结果，特别是在存在人白细胞抗原 C*06：02（Human leukocyte antigen C*06：02，HLA-C*06：02）风险等位基因以及环境触发因素的情况下，如链球菌感染、压力、吸烟、肥胖和饮酒。银屑病目前无法治愈，但临床管理应旨在通过在疾病过程早期治疗患者、诊断和预防相关共病、调整生活方式并采用个性化治疗方法，将生理和心理损伤降至最低。

本真实世界研究由北京大学第一医院皮肤性病科王明悦团队牵头，依托银屑病标准化诊疗中心项目，通过描述 2020 年 8 月至 2022 年 3 月期间全国 282 多家医疗中心的 55 402 例银屑病患者入组时的登记研究数据，更新中国银屑病患者的当前一般特征和治疗分布。研究结果表明，斑块型银屑病是中国患者最常见的表型，其中 63.9% 患者的皮损多发于头皮部。总体银屑病人群的中位银屑病皮损面积与严重程度指数（PASI）评分为 6.8，37.4% 的患者患有重度银屑病（PASI 评分 ≥ 10）。与 2009—2010 年进行的全国医院调查相比，银屑病患者总体疾病严重程度显著改善，PASI 评分 ≥ 10 的患者比例从 71.1% 以上下降到 37.4%，提示治疗水平的提升。然而，我国银屑病患者中的共病（银屑病关节炎除外）诊断率低于中国普通成年人群，分别有 5.5%、3.4%、0.9% 和 0.3% 的银屑病患者既往被诊断为高血压、糖尿病、冠状动脉疾病和恶性肿瘤，提示我国临床医生对银屑病共病的筛查与诊治存在不足。此外，司库奇尤单抗纳入医保后，成为中国银屑病患者生物制剂治疗的首选。在接受生物治疗的银屑病患者中，88.0% 的患者被诊断为斑块型银屑病，其中

63.3% 的患者 PASI 评分 ≥ 10，74.6% 的患者至少有一个部位受到影响。

此研究是中国首个银屑病真实世界研究，研究结果表明，中国银屑病患者总体疾病严重度依然较高，但较 10 多年前总体显著改善。此外，中国银屑病患者共病报告率较低，提示患者对疾病认识较差，这需要更多的强化治疗、精神支持和增强筛查共病的意识。在医疗保险支持加强后，尤其在重度银屑病、特殊部位银屑病的患者中，使用生物制剂治疗的患者比例从 2020—2021 年的 18.3% 上升到 2021—2022 年的 30.8%，司库奇尤单抗为目前生物制剂治疗的首选。此研究的结果可以作为未来研究的基线参考，为银屑病患者的研究提供理论基础。

## 文献

Yang Z, Yao X, Wang M, et al. Updates in psoriasis diagnosis and treatment status in China：results from the National Psoriasis Center Registry. Chin Med J（Engl），2023. doi：10.1097/CM9.0000000000002563. Epub ahead of print. PMID：37022938.

# Prevalence of Tobacco Smoking and Its Association With Disease Severity Among Patients With Psoriasis in China：A Cross-Sectional Study 文章简介

ORIGINAL RESEARCH
published: 12 May 2022
doi: 10.3389/fmed.2022.883458

# Prevalence of Tobacco Smoking and Its Association With Disease Severity Among Patients With Psoriasis in China: A Cross-Sectional Study

Lei Wei [1,2,3†], Siting Chen [2†], Zhan Zhang [2†], Le Kuai [2], Rui Zhang [1], Ning Yu [4], Yuling Shi [4*], Bin Li [1,2*] and Ruiping Wang [1,3*]

[1] Clinical Research Center, Shanghai Skin Diseases Hospital, Tongji University, Shanghai, China, [2] Department of Dermatology, Yueyang Hospital of Integrated Traditional Chinese and Western Medicine, Shanghai University of Traditional Chinese Medicine, Shanghai, China, [3] National Clinical Research Center for Skin and Immunity Diseases, Beijing, China, [4] Department of Dermatology, Shanghai Skin Diseases Hospital, Tongji University, Shanghai, China

OPEN ACCESS

Edited by:
Dongshan Zhu,
Shandong University, China

近年来越来越多的研究表明，吸烟是影响银屑病发病的关键环境致病因素之一。吸烟可诱导氧化应激、自由基损伤，增加血管内皮功能障碍和免疫细胞活化，并可与银屑病发病的关键信号通路相互作用。既往已开展多项研究来探究银屑病和吸烟之间的相关性，吸烟被证实是银屑病患病率增加的独立风险因素。吸烟也可能直接影响银屑病患者的治疗反应，降低患者对治疗的依从性，导致银屑病患者病情加重。与非吸烟者相比，既往吸烟者通过生物制剂治疗改善疾病的可能性较小。2010 年进行的全球成人烟草调查表明，近 100 万吸烟者死于烟草相关疾病，中国约 52% 的非吸烟者暴露于二手烟烟雾中。因此，了解银屑病患者吸烟情况对于未来在该目标人群中进行戒烟至关重要。然而，中国银屑病患者的吸烟情况与银屑病严重程度之间的相关性尚不明确。

此横断面研究由同济大学附属上海皮肤病医院临床研究中心王瑞平团队牵头，收集了 200 家医院患者的人口学特征、吸烟史及银屑病史等临床数据，探究吸烟与银屑病患者疾病严重程度之间的相关性。研究结果表明，银屑病患者既往吸烟率为 30.8%，当前吸烟率为 24.6%。与非吸烟者相比，既往吸烟者和当前吸烟者的银屑病皮损面积与严重程度指数（psoriasis area severity index，PASI）评分更高，PASI 评分 >7 分的患者比例在非吸烟者中为 44.2%，明显低于既往吸烟者（66.9%）和当前吸烟者（58.1%）。吸烟强度和吸烟持续时间均与银屑病严重程度呈正相关。

此研究通过对银屑病患者的人口学特征、吸烟和银屑病史进行分析，表明银屑病患者吸烟率较高，尤其是在男性银屑病患者和高学历人群中；吸烟与银屑病严重程度呈正相关，且吸烟强度和吸烟持续时间均与银屑病严重程度呈剂量依赖性正相关。吸烟作为一种复杂的危险因素，可能在许多方面影响银屑病的发病和发展，银屑病与吸烟直接相关的病理生理机制包括氧化应激、自由基损伤、血管内皮功能障碍增加、免疫细胞活化等。此研究的关键优势在于银屑病患者的人口规模很大，占我国所有三级医院和二级医院就诊人群的 2% 左右，因此研究结果可以推广到中国的银屑病患者。同时，通过方便无纸化数据输入的电子软件进行数据收集，直接从健康信息系统中提取银屑病患者的临床数据，保证了数据的高质量。此研究提示医生应推广控烟措施，如药物治疗、戒烟建议和行为支持，并为银屑病患者的戒烟提供帮助。此外，未来应在银屑病患者中评估医生建议和协助戒烟的效果，包括吸烟率下降的直接影响，以及银屑病的复发率和严重程度的改变。

## 文献

Wei L, Chen S, Zhang Z, et al. Prevalence of Tobacco Smoking and Its Association With Disease Severity Among Patients With Psoriasis in China: A Cross-Sectional Study. Front Med (Lausanne). 2022 May 12; 9: 883458. doi: 10.3389/fmed.2022.883458. PMID: 35646971; PMCID: PMC9133951.

## Modeling Posttreatment Prognosis of Skin Lesions in Patients With Psoriasis in China 文章简介

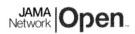

### Original Investigation | Dermatology
### Modeling Posttreatment Prognosis of Skin Lesions in Patients With Psoriasis in China

Zhihui Yang, MD; Shasha Han, PhD; Peng Wu, PhD; Mingyue Wang, MD; Ruoyu Li, MD; Xiao-Hua Zhou, PhD; Hang Li, MD

由于银屑病的复发性和需要长期坚持治疗，在管理银屑病方面与患者进行有效沟通具有挑战性。在中国，银屑病指南建议轻度银屑病患者开始外用药物治疗，重度银屑病患者接受更强效的治疗（包括光疗和全身治疗）。截至2023年初，中国只有6种生物制剂（司库奇尤单抗、依奇珠单抗、乌司奴单抗、依那西普、英夫利西单抗、阿达木单抗）被列入国家药品报销目录，主要用于系统治疗疗效不佳的中重度银屑病。因此银屑病患者通常会使用非生物制剂的系统性药物。不治疗、治疗不足和治疗依从性低仍然是银屑病患者治疗中的重大问题。基于此，了解银屑病患者皮损的治疗后预后对于提高患者的治疗满意度至关重要。

此前瞻性研究由北京大学第一医院皮肤性病科李航教授团队牵头，依托中国银屑病标准化诊疗中心平台，采用研究者总体评估（investigator global assessment，IGA）评估皮损状态，并以IGA从基线至0～1个月、1～12个月的转换率评估接受生物、传统局部和传统系统治疗这3种治疗后的8767例患者的治疗效果。研究结果表明，随着随访时间的增加，接受治疗的全体银屑病患者从IGA 4降低到IGA 0/1的概率从0～1个月的19%增加到1～12个月的36%。对比不同治疗组，与传统治疗和传统系统治疗相比，生物制剂治疗对中重度银屑病的改善更显著。中重度银屑病患者的皮肤病变经生物制剂治疗，在第 1 个月有很大的改善，治疗 1 年有更大的改善，提示治疗依从性的重要性。

此研究分别在 0～1 个月和 1～12 个月的随访中，通过从当前严重程度阶段到随访期末严重程度阶段的转变概率来评估皮损的预后。研究表明，随着随访时间增加至 1 年，3 种疗法的预后均越来越好，尤其是对于那些在治疗开始后 1 个月内可能无应答的患者，提示改善患者依从性的重要性。与传统系统治疗相比，生物制剂治疗更能改善中重度银屑病预后，且与患者维持用药的时间正相关，此结论支持在管理银屑病和采用生物治疗中提高治疗依从性的重要性。此研究是首次调查了来自中国临床实践的大量观察数据，与临床试验相比，观察性数据可以在治疗决策中对剂量和给药频率提供更切实际的参考。此外，此研究首次利用转换图对皮肤病变的治疗后预后进行了建模，转换图包括了有利和不利的预后，提供了疾病发展的更完整信息，为医生评估银屑病预后及与患者沟通提供了新的思路。

## 文献

Yang Z, Han S, Wu P, et al. Modeling posttreatment prognosis of skin lesions in patients with psoriasis in China. JAMA Netw Open，2023，6（4）：e236795. doi：10.1001/jamanetworkopen.2023.6795. PMID：37022681；PMCID：PMC10080370.

## Effect of the age of onset on epidemiology，clinical features，and comorbidity of geriatric psoriasis 文章简介

Received: 13 March 2023 | Accepted: 22 May 2023

DOI: 10.1111/1346-8138.16856

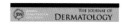

ORIGINAL ARTICLE

## Effect of the age of onset on epidemiology, clinical features, and comorbidity of geriatric psoriasis

Chaofeng Chen | Keying Che | Yang Guo | Qiufeng Huang | Xiaoping Hu | Bo Yu

银屑病是一种免疫介导的慢性、复发性、炎症性、全身性疾病，在 15～25 岁和 50～60 岁具有双峰发病分布的特征，早发型银屑病（＜40 岁，early-onset psoriasis，EOP）属家族性且较为严重，与 HLA-Cw6 密切相关，而晚发型银屑病（＞40 岁，late-onset psoriasis，LOP）属于散发性。流行病学研究发现，银屑病是老年人第六大皮肤病，随着人口老龄化的逐步深入，老年银屑病的发病率和患病率将有持续增长。然而国内关于老年银屑病的流行病学特征、临床特征、共病率和家族史的报道较少，且发病年龄是否影响流行病学特征、临床特征和共病发生率尚不清楚。

此回顾性研究依托国家银屑病标准化诊疗中心附属医院，分析 1259 例老年银屑病患者的流行病学特征、临床特征和共病患病率。研究结果表明，在银屑病患者中，LOP 组患者多于 EOP 组，阳性家族史比例低于 EOP 组。头皮是银屑病最常见的受累部位，其次是甲、掌趾区和生殖器，其中 EOP 组患者头皮和指甲的受累比例显著高于 LOP 组。此外，EOP 组的关节受累发生率和糖尿病发生率显著高于 LOP 组。

随着中国老龄化进程的加剧，预计老年银屑病的发病率和合并症发生率会上升。此研究通过对老年银屑病患者的流行病学特征、临床特征和共病患病率进行分析，阐述我国老年银屑病的流行病学和临床特点，并证实了银屑病的发病年龄与阳性家族史、指甲、头皮受累、糖尿病、关节损害相关。关节炎是银屑病最常见的合并症，此研究中老年银屑病患者银屑病关节炎的患病率为 15.8%。大多数银屑病关节炎是从寻常型银屑病演变而来的，因此早期识别和干预至关重要。此外，此研究中 EOP 和 LOP 的高血压发病率无显著性差异，需要进行长期队列研究来证明 EOP 与心血管相关不良事件（如心肌梗死和卒中）之间的关系。总之，此研究提示医生在治疗银屑病患者时应注意隐私部位，评估银屑病关节炎和糖尿病，提高共病诊断率并提供早期治疗，改善患者预后，防止结构性关节损伤。

## 文献

Chen C, Che K, Guo Y, et al. Effect of the age of onset on epidemiology, clinical features, and comorbidity of geriatric psoriasis. J Dermatol，2023. doi：10.1111/1346-8138.16856. Epub ahead of print. PMID：37350010.

# 寻常型银屑病与血脂代谢异常相关性分析文章简介

皮肤病与性病　2020 年 2 月第 42 卷第 1 期　J Dermatology and Venereology, Feb 2020, Vol. 42, No, 1　　　·论　著·　　　*1*

·论　著·

## 寻常型银屑病与血脂代谢异常相关性分析

李刚刚，马慧群 ※

（西安交通大学医学院第二附属医院皮肤科,陕西　西安　710004）

在银屑病患者中，心血管疾病、代谢综合征、血脂异常、2 型糖尿病、肥胖、肿瘤和抑郁症等疾病患病风险增加。当银屑病未得到有效治疗时，共病的发生可增加患者的死亡风险。有研究表明，高脂血症是银屑病患者中患病率和发病率排名第一的共病，在巴西人群中甚至有 67% 的银屑病患者都患有血脂异常。血脂异常是心血管疾病和脑血管疾病非常重要的危险因素，尤其是血脂异常中的低密度脂蛋白（LDL-C）升高，对于心脑血管疾病的影响更为密切。

为进一步了解银屑病患者血脂异常的特点，探究银屑病患者的心血管共病特征，此横断面研究分析了就诊于福建医科大学附属第一医院皮肤科的 245 例寻常型银屑病（PsV）患者的相关生化指标，探究寻常型银屑病患者血脂水平与临床特征的相关性。研究结果表明，PsV 组血脂异常的患者比例显著高于对照组；PsV 组低高密度脂蛋白胆固醇血症发生率高于对照组，血清总胆固醇、高密度脂蛋白胆固醇、载脂蛋白 A1 水平均低于对照组。此外，男性、体重指数（BMI）≥25 kg/m² 和掌跖部位受累的 PsV 患者更容易发生脂代谢紊乱。

研究证实银屑病的慢性炎症状态可导致脂代谢紊乱，银屑病患者的高密度脂蛋白（HDL-C）、载脂蛋白 A1 水平降低可能与心血管事件风险增加有关。此研究通过多因素回归分析发现，男性患者更容易发生血脂异常，可能与男性不良的生活习惯以及体内激素水平有关。此外，此研究未发现银屑病皮损面积和严重程度指数（PASI）评分与血脂异常之间的相关性，但表明 BMI ≥ 25 kg/m² 和掌跖部位受累也是 PsV 患者并发血脂异常的独立危险因素，这与已发表的研究结果一致。然而，本研究样本量不足，需进行更大样本的研究或前瞻性实验设计进一步验证。研究提示临床医生应加强对男性、超重银屑病患者的血脂监测与健康教育，对具有危险因素的患者进行早期干预与筛查，预防与血脂代谢异常相关共病的发生。

## 文献

李刚刚，马慧群. 寻常型银屑病与血脂代谢异常相关性分析［J］. 皮肤病与性病，2020，42（01）：1-3.

# 司库奇尤单抗治疗红皮病型银屑病 7 例的临床疗效及安全性观察文章 简介

www.pifukezazhi.com

中华皮肤科杂志2022年　Chin J Dermatol, 2022

·研究报道·

## 司库奇尤单抗治疗红皮病型银屑病 7 例的 临床疗效及安全性观察

张婷婷[1]　朱凤仪[1]　杨梅[2]　张平[2]　夏萍[2]　周小勇[2]

[1]湖北中医药大学第一临床学院，武汉 430060；[2]湖北中医药大学武汉市中西医结合医院皮肤科，武汉 430022

通信作者：夏萍，Email：445814434@qq.com；周小勇，Email：zhouxuefeng1970@126.com

红皮病型银屑病又称银屑病性剥脱性皮炎，可从隐匿性水肿和红斑发作到迅速进展的严重脱皮，累及超过 75% 的身体表面积。据估计约占银屑病患者的 1%～2.25%。由于电解质异常和营养物质流失，严重情况下会导致多器官衰竭和死亡。

红皮病型银屑病是一种罕见变体，发病机制复杂，多种不同细胞类型（包括角质形成细胞、T 细胞和巨噬细胞 / 树突状细胞）之间相互作用，通常对常规治疗耐药。树突状细胞及抗原提呈细胞产生 IL-23，诱导 Th17 细胞分泌 IL-17、IL-21、IL-22 等 Th17 类细胞因子；IL-17 也可由其他细胞类型产生，刺激角质形成细胞过度增殖或关节滑膜炎症反应。多研究表明，白细胞介素 17A（IL-17A）在银屑病炎症启动及维持中发挥着重要作用，IL-17A 抑制剂可选择性结合 IL-17A，阻止其与受体结合，抑制炎症细胞因子和趋化因子的释放，从而抑制炎症反应，为银屑病治疗提供重要靶点。IL-17A 抑制剂治疗中重度斑块型银屑病的疗效和安全性也得到证实。

此回顾性研究分析了武汉市中西医结合医院的红皮病型银屑病患者接受司库奇尤单抗（皮下注射，每次 300 mg）的疗效及安全性。患者表现为躯干、四肢弥漫性暗红色肥厚性斑块，边缘水肿，表面附着大量叶片状粗糙鳞屑，局部可见点片状表皮剥蚀。研究结果显示，司库奇尤单抗对红皮病型银屑病具有显著疗效和安全性。治疗 4 周后，57% 的患者达到 PASI 较基线改善至少 50%（PASI 50）；接受治疗 8 周后，43% 的患者达到 PASI 75，14% 的患者达到 PASI 90；接受治疗 12 周后，57% 的患者达到 PASI 75，29% 的患者达到 PASI 90，患者仅双下肢可见少量淡红斑。仅有 2 例患者出现发热或咳嗽，且用药后恢复正常。本研究队列中出现的不良反应予以对症治疗后均好转，随访过程中合并肾功能不良的患者肾肌酐和尿酸也未见继续恶化进展。57% 的患者随访时间超过 30 周，皮疹控制稳定，PASI 改善率维持在 90% 以上，未见感染或肿瘤发生。

　　该研究病例数较既往国内研究多，且随访时间更长，与国外研究结果较为一致，提示临床在排除红皮病型银屑病用药禁忌后，可将司库奇尤单抗作为新的治疗选择。此研究未能检测患者治疗前后 IL-17 的水平且样本量较少，期待未来进一步完善试验以及更大样本量的数据来进一步证实。

## 文献

张婷婷，朱凤仪，杨梅，等 . 司库奇尤单抗治疗红皮病型银屑病 7 例的临床疗效及安全性观察 [ J ]. 中华皮肤科杂志，2022，55（10）：892-894.

## 凉血解毒汤联合中药药浴治疗血热证银屑病的回顾性研究文章简介

中文科技期刊数据库（引文版）医药卫生

## 研究凉血解毒汤联合中药药浴治疗血热证银屑病的回顾性

张蕾[1]　孙莹[2]

1. 齐齐哈尔市中医医院，黑龙江 齐齐哈尔 161000

2. 国家皮肤与免疫疾病临床医学研究中心，北京 100034

　　古代医书以"白壳疮""松皮癣""白疕"等命名银屑病。在中医辨证论证治中，银屑病病因病机包括血热内蕴、血燥风盛、血瘀阻络、热毒炽盛、风湿痹阻，其中寻常型银屑病最主要的证型为血热证。目前银屑病的治疗需要结合个体化差异进行针对性治疗。

　　此回顾性研究分析凉血解毒汤联合中药药浴治疗血热证寻常型银屑病患者的疗效及安全性。对照组予以常规治疗，即卡泊三醇软膏每日 2 次外用和照射中波紫外线（ultraviolet radiation B，UVB）窄谱紫外线隔日一次治疗。研究组在常规治疗基础上，针对患者个体差异加用中医药治疗，辨证分型属血热证者，予以中药凉血解毒汤加减水煎服及清热方加减中药药浴治疗。研究结果表明，凉血解毒汤联合中药药浴治疗的总有效率高于对照组，在皮损面积、红斑、浸润度和鳞屑方面的 PASI 评分均低于对照组，DLQI 评分也低于对照组，且无不良反应发生，提示联合治疗后疾病严重度降低，生活质量提高。

此研究根据血热证寻常型银屑病患者的发病机制进行辨证论治，以清热解毒、凉血活血为治则，用大青叶、白鲜皮、赤芍等组成的凉血解毒汤联合加速全身经脉通畅的中药药浴进行治疗。通过对患者的治疗有效率、皮损面积、严重程度、生活质量及不良反应发生情况的比较，表明银屑病患者接受凉血解毒汤联合中药药浴治疗后，疗效显著，可以加快皮损消退，提高患者的生活质量，且未明显增加用药不良反应，安全性较高。

中药是我国传统的医学瑰宝，我国正大力建设高水平中医药传承保护与科技创新体系。随着科技助力医药的不断快速发展，可考虑将各型免疫制剂、生物制剂联合中医药内外综合调治。此研究正是通过中西医结合治疗方案，提示医生可联合凉血解毒汤为血热证寻常型银屑病患者提供精准治疗。未来争取能够在中西医结合治疗银屑病方面取得突破性成果，给银屑病患者带来最佳治疗方案。

## 文献

张茜，孙莹．研究凉血解毒汤联合中药药浴治疗血热证银屑病的回顾性［J］．中文科技期刊数据库（引文版）医药卫生，2022（4）：4.

## 对生物制剂治疗抵抗的银屑病患者皮损部位分析文章简介

中华皮肤科杂志2022年7月第55卷第7期　Chin J Dermatol, July 2022, Vol. 55, No. 7　　　　583

·论著·

# 对生物制剂治疗抵抗的银屑病患者皮损部位分析

王玲艳　潘靖　苗钢　常晓丹　金秋子　郭宁宁　张佳钰

北京积水潭医院皮肤性病科，北京　100096

通信作者：潘靖，Email：panjing32@139.com

头皮、甲、掌跖及间擦部位是银屑病的难治部位，往往用药效果不佳，且易复发，对患者生活质量影响较大。近年来生物制剂为银屑病的治疗带来了革命性的变化，众多生物制剂对传统药物疗效不佳的难治部位显示出良好的治疗效果。但因生物制剂治疗银屑病的广泛应用时间较短，生物制剂治疗银屑病的临床证据、临床经验还在不断的积累与发展之中。因此，有必要对生物制剂治疗抵抗的银屑病患者进行皮损部位的临床研究，以确定最有效的治疗方法，最大限度地提高治疗方案。

此回顾性研究依托中国银屑病规范化诊疗中心数据库，对规范化使用生物制剂≥24周、目前仍在使用生物制剂治疗、入库时PASI评分为1~5分的患者的皮损部位分布进行分析。研究结果表明，生物制剂长期规范化治疗后，63.01%的患者下肢仍有皮损，其次为头皮（49.32%）、上肢（36.99%），手、足部位残留皮损的患者相对较少，其中上肢及下肢皮损残留对患者生活质量影响较大。使用白细胞介素17抑制剂（IL-17i）治疗后，躯干、上肢和手足等部位残留皮损减少，而肿瘤坏死因子抑制剂（TNFi）治疗对皮损残留部位分布无影响。

银屑病生物制剂治疗24周被欧洲银屑病专家共识认定为足量、长期规范化治疗，此研究通过对生物制剂长期规范化治疗后的皮损部分进行分析，证实了不同生物制剂对患者的皮损清除效果具有异质性，其中足量且规范性的IL-17i可能对更多的部位有清除效果，其治疗后躯干、上肢和手足等部位的残留皮损减少。此研究提示医生应重点关注长期接受生物制剂治疗患者的上肢、下肢及头皮损伤，及时进行干预治疗，缓解患者临床症状并改善患者的生活质量。

## 文献

王玲艳，潘靖，苗钢，等. 对生物制剂治疗抵抗的银屑病患者皮损部位分析［J］. 中华皮肤科杂志，2022，55（7）：583-587. doi：10.35541/cjd.20220133.

## 不同发病年龄的成人银屑病患者临床特征和生活质量的影响因素分析文章简介

**162** 中国皮肤性病学杂志 | 2023年2月 第37卷第2期
Chin J Dermatovenereol | Feb. 2023, Vol.37, No.2

·临床研究·

## 不同发病年龄的成人银屑病患者临床特征和生活质量的影响因素分析

窦进法[1,2]，张帅[1]，王建波[1]，刘鸿伟[1]，张守民[1]

银屑病是一种免疫介导的慢性炎症性疾病，其临床特征在不同人群和患者中存在异质性。对于银屑病患者而言，最优先考虑的是缓解疼痛，但也包括功能和参与社交生活的能力、疲劳和心理困扰。此外，患者的难治部位及共病，如头皮、掌跖和指（趾）甲的累及以及银屑病关节炎也会影响患者的生活质量。但由于各国对于银屑病发病高峰年龄及临床特征的报道不一，因此，中国银屑病患者特有的临床特征以及面临的生活质量问题亟待探究，这可以改善医患沟通，最终提高我国银屑病患者的护理质量。

此横断面研究依托银屑病规范化诊疗中心临床大数据采集平台，分析中国银屑病患者发病年龄特点，并根据发病年龄进行临床特征和生活质量分析。研究结果表明，中国人群不同发病年龄的患者其容易累及部位及合并症不同：发病年龄 < 18 岁的患者更易累及生殖器部位； > 18 岁的患者合并银屑病关节炎的比例较高； > 35 岁的患者更易累及掌跖部位，且合并高血压、糖尿病等慢性病的比例较高。对生活质量的分析发现，患者年龄越小，对生活质量影响越大；女性患者、重度评分（PASI 评分 ≥ 10，BSA ≥ 10%）以及伴关节损害患者的生活质量较差。

此研究对银屑病的发病高峰年龄进行分析，研究结果与国内外已发表的研究数据相一致。发病年龄与临床特征的相关性分析表明，发病年龄越早可能更容易对患者的生活质量产生影响，而发病年龄越晚的患者可能更容易出现更多的合并症。因此，此研究提示医生要对不同发病年龄的银屑病患者进行针对性的查体及诊断，从而进行充分和有效的管理。对未成年发病的银屑病患者、女性患者、重度评分及关节损害患者需要长期管理及给予心理健康关注，从而保护其社会心理和行为健康。

## 文献

窦进法，张帅，王建波，等 . 不同发病年龄的成人银屑病患者临床特征和生活质量的影响因素分析 [ J ]. 中国皮肤性病学杂志，2023，37（02）：162-167.

# Patient needs in psoriasis treatment and their influencing factors：A nationwide multicentre cross–sectional study in China 文章简介

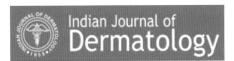

**E-IJD银◇ - ORIGINAL ARTICLE**
**Year** : 2023 | **Volume** : 68 | **Issue** : 5 | **Page** : 587-

## Patient needs in psoriasis treatment and their influencing factors: A nationwide multicentre cross-sectional study in China

**Wei Ding[1], Manxue Yao[1], Yuting Wang[1], Miaomiao Wang[1], Yueqian Zhu[1], Yan Li[1], Zonghui Li[1], Ling Li[1], Wenxia Ma[1], Ming Liu[2], Naihui Zhou[1],**
[1] From the Department of Dermatology, The First Affiliated Hospital of Soochow University, Suzhou, Jiangsu Province, China; National Clinical Research Center for Skin and Immune Diseases
[2] Department Quality Management, The First Affiliated Hospital of Soochow University, Suzhou, Jiangsu Province, China

**Correspondence Address**:
Naihui Zhou
Department of Dermatology, The First Affiliated Hospital of Soochow University, 188 Shizi Road, Suzhou, Jiangsu Province

　　银屑病对患者的影响包括生理、心理、经济和社会方面，给患者造成巨大的疾病负担。因此，以患者为中心的管理对于银屑病患者而言至关重要。以患者为中心的治疗是医生与患者及其家属合作进行，在治疗前评估患者的需求，将其转化为治疗目标，并在治疗过程中或治疗后实现，最终达到改善治疗效果的目的。然而，目前关于银屑病管理主要基于对疾病严重程度的评估，以体表面积、银屑病面积和严重程度指数等检测为指导，患者的观点通常会被忽略。因此，目前亟需一种个性化的、以患者为中心的方法有效地管理银屑病。

　　为提高银屑病患者的依从性，优化患者的治疗管理，此项全国性、多中心、观察性研究依托中国皮肤和免疫疾病临床研究中心设立的第一个有助于银屑病医疗护理的国家合作项目，纳入 2020 年 10 月 14 日至 2021 年 8 月 1 日期间在 162 家医院皮肤科门诊和病房治疗的 1988 例银屑病患者，分析其治疗需求现状及其影响因素。研究结果表明，银屑病患者治疗的前三需求是皮损快速清除、治疗费用降低和医院就诊或治疗时间缩短。在所有影响因素中，患者的性别、婚姻状况、退休、家族史和文化程度、暴露部位、难治性银屑病、病变部位为生殖器的银屑病以及皮肤病生活质量指数（DLQI）对患者银屑病治疗需求有显著影响。

　　在当前的银屑病管理中，除了皮肤科医生关心的发作情况和评估者全球评估（investigator global assessment，IGA）评分等影响因素外，其他影响因素都很容易被忽视，导致患者的完全满意度较低。因此应了解银屑病患者的疾病信息、社会状况、家庭问题、经济问题和患者对不同类型治疗的偏好，进行个人管理，从最大限度地管理疾病到减轻痛苦。除了皮肤表现外，还应提供心理和社会支持，必要时为有心理疾病风险的患者提供多学科治疗。此研究的局限性在于其作为一项横断面研究，无法观察和探索未来银屑病治疗需求的变化，且由于其样本量较小，不足以代表中国整体人群。总而言之，该研究提示皮肤科医生需要制订以患者为中心的治疗方法，促进医患沟通，改善生活质量、治疗满意度和依从性等全方位的治疗结果。

## 文献

Ding W, Yao M, Wang Y, et al. Patient needs in psoriasis treatment and their influencing factors：A nationwide multicentre cross-sectional study in China. Indian J Dermatol [ serial online ], 2023 [ cited 2023 Nov 7 ], 68：587-587.

## Nail psoriasis in China：A prospective multicentre study 文章简介

Received: 26 June 2023 | Accepted: 26 October 2023

DOI: 10.1111/jdv.19684

**EADV JEADV** JOURNAL OF THE EUROPEAN ACADEMY OF DERMATOLOGY & VENEREOLOGY

ORIGINAL ARTICLE

# Nail psoriasis in China: A prospective multicentre study

Shiqi Wang[1,2] | Jianjian Zhu[3] | Ping Wang[4] | Jing Dong[5] | Yanling Li[6] | Dongmei Shi[7] | Huiping Wang[8] | Xi Huang[9] | Xibao Zhang[10] | Bo Yu[11] | Ziliang Yang[12] | Rixin Chen[13] | Xiaopeng Wang[14] | Fuqiu Li[15] | Kunpeng Bian[16] | Yuping Huo[17] | Nan Yu[18] | Chen Li[19] | Xiujuan Xia[20] | Jiejie Lu[21] | Junjie Li[22] | Yonghong Lu[23] | Yonghao Xu[24] | Yuan Ding[25] | Yuzhen Li[26] | Xiaojing Kang[25] | Ruoyu Li[1]

　　银屑病（psoriasism，PsO）是一种慢性、复发、免疫介导的疾病，影响全球 2%～3% 的人口，其中甲银屑病（nailpsoriasis，NP）的终生发生率估计为 80%～90%，可对患者的生活质量产生重大影响，导致功能损伤、疼痛和心理疾病，给患者带来巨大的疾病负担。NP 与银屑病关节炎（psoriatic arthritis，PsA）和严重皮肤银屑病发展相关，因此 NP 的治疗具有一定的挑战性。目前，中国的

PsO 患者人数超过 600 万。然而，鲜有研究报道中国 NP 患者的临床特征及流行病学结果。

为阐明中国 7 个地理区域的指（趾）甲 NP 人口统计学和临床特征、指（趾）甲 NP 合并甲真菌病和关节症状的患病率以及中国指（趾）甲 NP 的治疗方法，此多中心、前瞻性的流行病学调查由中国北京国家皮肤及免疫疾病临床研究中心（北京大学第一医院）牵头，于 2021 年 8 月至 2022 年 8 月在中国银屑病标准化诊疗中心项目组内的 25 家三甲医院的皮肤科进行，对 817 例 NP 患者的人口学、临床症状、真菌检测、关节炎症状和治疗的数据进行统计分析。结果表明，在 NP 患者中，指甲 PsO 严重程度指数得分与体表面积呈弱正相关，指甲和趾甲的受累率分别为 95.29% 和 57.18%。凹陷性和甲下角化过度是 NP 患者最常见的表现，而在趾甲 NP 患者中，趾甲表现为甲襞鳞屑、甲下角化过度和甲板塌陷的频率显著较高，月骨裂片出血、凹陷和红斑的频率较低。此外，NP 患者中有 13.26% 合并甲真菌病，其中趾甲 NP 合并甲真菌病占 77.08%。而 12.17% 的患者报告了关节症状，主要为外周型。且发现关节症状与甲襞肿胀、甲下角化过度、甲襞鳞屑、甲剥离和纵嵴之间存在显著相关性。值得注意的是，仅 2.30% 的指甲 NP 患者接受了治疗，最常接受的是生物治疗。

本研究在中国七个地理区域确定了 NP 患者的临床特征，这在中国具有很好的代表性和普遍性。根据本研究结果，指甲 NP 受累多于趾甲，且观察到第一个手指是最常受到影响的指甲，这与既往文献报道一致，证实柯布纳现象在 NP 发病机制中具有关键作用。甲真菌病是最常见的指甲疾病，占所有指甲疾病的 50%。本研究中，大多数 NP 合并甲真菌病的病例是在趾甲中发现的，因此皮肤科医生应该更加重视趾甲 NP 和趾甲真菌病的鉴别诊断。美中不足的是，本研究的关节相关实验室检查数据不足，无法明确诊断 PsA，只评估了 NP 与关节症状之间的相关性，未来还应总结 PsA 与 NP 临床特征之间的相关性。综上所述，本研究表明指甲 NP 和趾甲 NP 的特征不同，NP 与真菌感染有关（尤其是趾甲），应给予足够的重视。目前 NP 仍是一个被忽视的疾病特征，只有少数 NP 患者接受治疗，提示医生未来应关注 NP 的早期诊断和有效治疗。

## 文献

Wang S, Zhu JJ, Wang P, et al. Nail psoriasis in China：A prospective multicentre study. J Eur Acad Dermatol Venereol，2024，38（3）：549-556.

## 趾甲银屑病与指甲银屑病的皮肤镜特征比较文章简介

中华皮肤科杂志2024年2月第57卷第2期　Chin J Dermatol, February 2024, Vol. 57, No. 2

161

·研究报道·

## 趾甲银屑病与指甲银屑病的皮肤镜特征比较

王诗琪　王爱平　李航　李若瑜

北京大学第一医院皮肤性病科 国家皮肤与免疫疾病临床医学研究中心 北京大学真菌和真菌病研究中心 皮肤病分子诊断北京市重点实验室 国家药品监督管理局化妆品质量控制与评价重点实验室,北京　100034

王诗琪现在首都医科大学附属北京朝阳医院皮肤科,北京　100029

通信作者:李若瑜,Email:mycolab@126.com

　　银屑病是一种免疫介导的炎症性疾病，全球患病率为1%～2%。银屑病患者一生中出现甲受累的概率为80%～90%，患病率为15%～79%。甲银屑病（nailpsoriasis，NP）导致功能受限、疼痛和美观问题等严重并发症。指（趾）甲皮肤镜检查是区分NP和其他指（趾）甲疾病的基本方法，是一种非常实用且有效的工具，在诊断多种疾病时无需组织病理学确认。目前皮肤镜检查可在很大程度上弥补仅靠肉眼观察进行诊断的局限性，提高NP诊断准确率。然而，由于指甲NP和趾甲NP所处环境的不同，且相当一部分医生将NP等同于甲真菌病，导致误诊、误治，因此对甲银屑病典型皮肤镜特征的评估仍存在混淆。

　　为分析并比较趾甲NP和指甲NP的皮肤镜表现差异，以帮助临床医生及时识别不同部位NP的皮肤镜特征，此前瞻性研究纳入了2020年6月至2022年1月于北京大学第一医院皮肤科确诊为趾甲银屑病（61例）和指甲银屑病（80例）的患者，对受累的139处趾甲和158处指甲行皮肤镜检查和评估。结果表明，297处NP损害中最常见的皮肤镜特征为点状凹陷，其次为裂片状出血、甲下角化过度、油滴征、甲完全分离、甲分离近端的线状边缘和甲分离边缘的线状红斑。趾甲银屑病与指甲银屑病患者相比，趾甲银屑病中甲下角化过度、点状或块状出血、纵向条纹、甲纵裂、褐色改变、甲横沟和白甲的出现频率显著较高；而指甲银屑病中裂片状出血、油滴征、甲分离边缘的线状红斑、甲部分分离和甲半月红点的出现频率显著较高。

　　本研究分析了NP的皮肤镜特征，并比较了趾甲和指甲NP的皮肤镜表现差异，结果显示二者皮肤镜下存在较大差异。对比分析发现，趾/指甲NP最常见的皮肤镜特征均为点状凹陷，这是由近端甲母质受累，角化不全细胞脱落所致。而趾/指甲 NP 皮肤镜特征中不同的是裂片状出血、油滴征、甲分离边缘的线状红斑、甲部分分离和甲半月红点在指甲 NP 中的出现频率显著高于趾甲 NP，以上特征多数为 NP 常见的临床和皮肤镜指征。值得注意的是，甲下角化过度、纵向条纹、甲纵裂、褐色改变、甲横沟和白甲等在趾甲 NP 中的出现频率显著升高，这些特征也是甲真菌病的常见皮肤镜特征。NP 与甲真菌病有复杂的关系，二者还可以同时存在，因此临床上需要关注趾甲 NP 与趾甲真菌病的鉴别。本研究为单中心研究，纳入样本量有限，未来还需要开展多中心的研究来评估结果的一致性。此外，本研究未对同一患者指甲和趾甲 NP 的皮肤镜表现进行配对分析，未来也需要做进一步探讨。总而言之，趾甲银屑病与指甲银屑病的皮肤镜特征显著不同，甲下角化过度、纵向条纹、甲纵裂、褐色改变、甲横沟和白甲等特征在趾甲银屑病中显著增多，提示临床上需要更加关注趾甲 NP 与趾甲真菌病的鉴别诊断。

## 文献

王诗琪，王爱平，李航，等. 趾甲银屑病与指甲银屑病的皮肤镜特征比较［J］. 中华皮肤科杂志，2024，57（2）：161-165.

## 生物制剂治疗银屑病致结核风险评估——2704 例多中心回顾性研究专家点评

皮肤性病诊疗学杂志  2023 年 2 月  第 30 卷第 1 期  21

·银屑病·论著·

# 生物制剂治疗银屑病致结核风险评估
## ——2 704 例多中心回顾性研究

游霞，朱建建，何平，龙剑，赵小娇，陈霄霄

常德市第一人民医院 国家皮肤与免疫疾病临床医学研究分中心，湖南 常德 415003

银屑病是一种免疫介导的慢性皮肤病，合并多种并发症，具有一定的遗传易感性。目前，生物制剂在银屑病治疗中的应用越来越广泛，在治疗中重度、难治性及特殊类型银屑病方面发挥了积极的作用。然而，生物制剂可介导慢性免疫抑

制，可使潜伏性结核感染转化为活动性结核。有研究表明，超过 1/4 银屑病患者合并潜伏性结核感染（latent tuberculosis infection，LTBI），且已有使用 TNF-α 抑制剂的患者发生结核感染或再激活的报道，包括肺结核、肺外结核或血行播散性结核病。因此，为临床上提供生物制剂治疗银屑病致结核风险的评估意义重大。

为分析生物制剂治疗银屑病致结核感染及激活风险，为生物制剂的安全性提供理论依据，此多中心回顾性研究纳入了国家银屑病规范化诊疗中心数据库中 2020 年 6 月至 2022 年 1 月各分中心使用生物制剂治疗银屑病的患者 2704 例，分析其一般情况、结核感染筛查［结核菌素试验（purified protein derivative，PPD）、结核感染 T 细胞检测（quantiFERON-TB gold in-tube，QFT）、胸部 X 线片和（或）胸部 CT］、预防性抗结核治疗情况及治疗中结核感染监测、激活情况。结果表明，33.21% 的患者在使用生物制剂前进行了结核筛查，其中 9.46% 的患者筛查阳性。筛查阳性者中 27.06% 的患者使用预防性抗结核治疗，这些患者均在抗结核治疗 1 个月后予以生物制剂治疗。在后续随访中，2 例结核筛查阳性，发生率为 7/10 000，均发生于使用 TNF-α 抑制剂（阿达木单抗）组，TNF-α 抑制剂（阿达木单抗）组结核发生率为 1%。

本研究通过对大量使用生物制剂治疗的银屑病患者进行回顾性分析，结果表明患者在使用生物制剂前进行结核筛查的比例较低，且筛查阳性者使用预防性抗结核治疗的比例较低，提示对于在生物制剂治疗银屑病前进行 LTBI 筛查及预防性抗结核治疗的重视度有待提高。在该研究后续随访中，仅有 2 例患者的患者结核筛查阳性，发生率较低，表明生物制剂激活结核的风险性相对较低。值得注意的是，这 2 例都发生于使用 TNF-α 抑制剂（阿达木单抗）组，尽管多项研究分析显示，TNF-α 抑制剂组和对照组的结核发生率无统计学意义，但从理论上或国内小样本回顾性研究及个案报道来看，使用 TNF-α 抑制剂存在潜在激活结核风险。但是，该研究从国家银屑病规范化诊疗中心数据库中搜集数据，录入数据质量存在差别，可能对结论有一定影响，需进行深入研究。综上所述，该研究建议临床使用生物制剂治疗银屑病患者前应完善 LTBI 筛查，筛查阳性者应积极采取预防性抗结核治疗，使用生物制剂后应定期评估结核激活情况。

## 文献

游霞，朱建建，何平，等．生物制剂治疗银屑病致结核风险评估——2704 例多中心回顾性研究［J］．皮肤性病诊疗学杂志，2023，30（01）：21-25.